Was ist nur mit Opa los?

von Andrea Behnke

Illustrationen von Dorothea Kraft

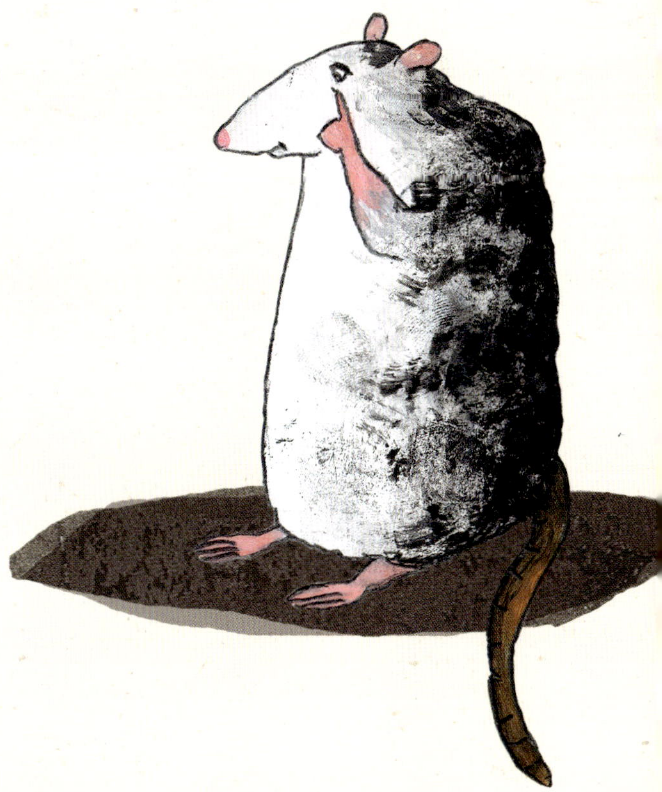

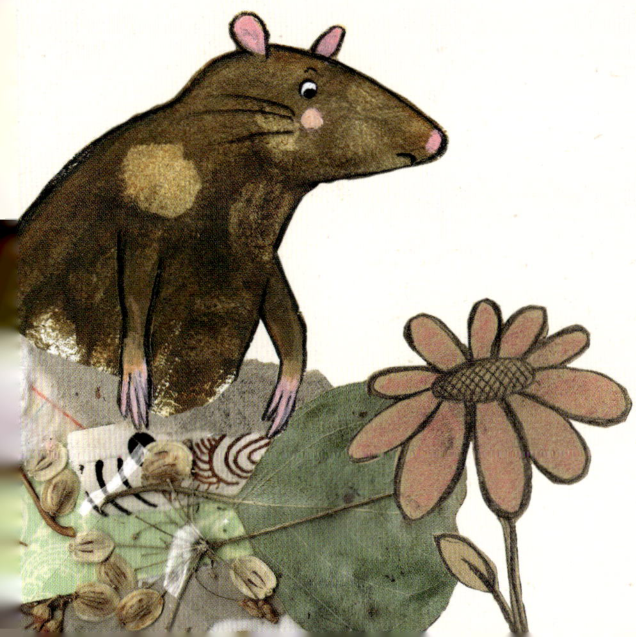

Opa Ratte lungert in der Ecke mit den alten Zeitungen herum. Seit Tagen schon. Nicht nur morgens und nachmittags, wenn sich alle Ratten ausruhen. Sondern auch abends und nachts, wenn die anderen spielen und arbeiten. Opa döst fast nur noch.

„Geh doch mal wieder im Keller spazieren“, sagt Oma Ratte. „Musst nichts erbeuten. Nur laufen. Einfach so.“

„Nein“, sagt Opa. „Mach ich nicht. Bringt nichts.“

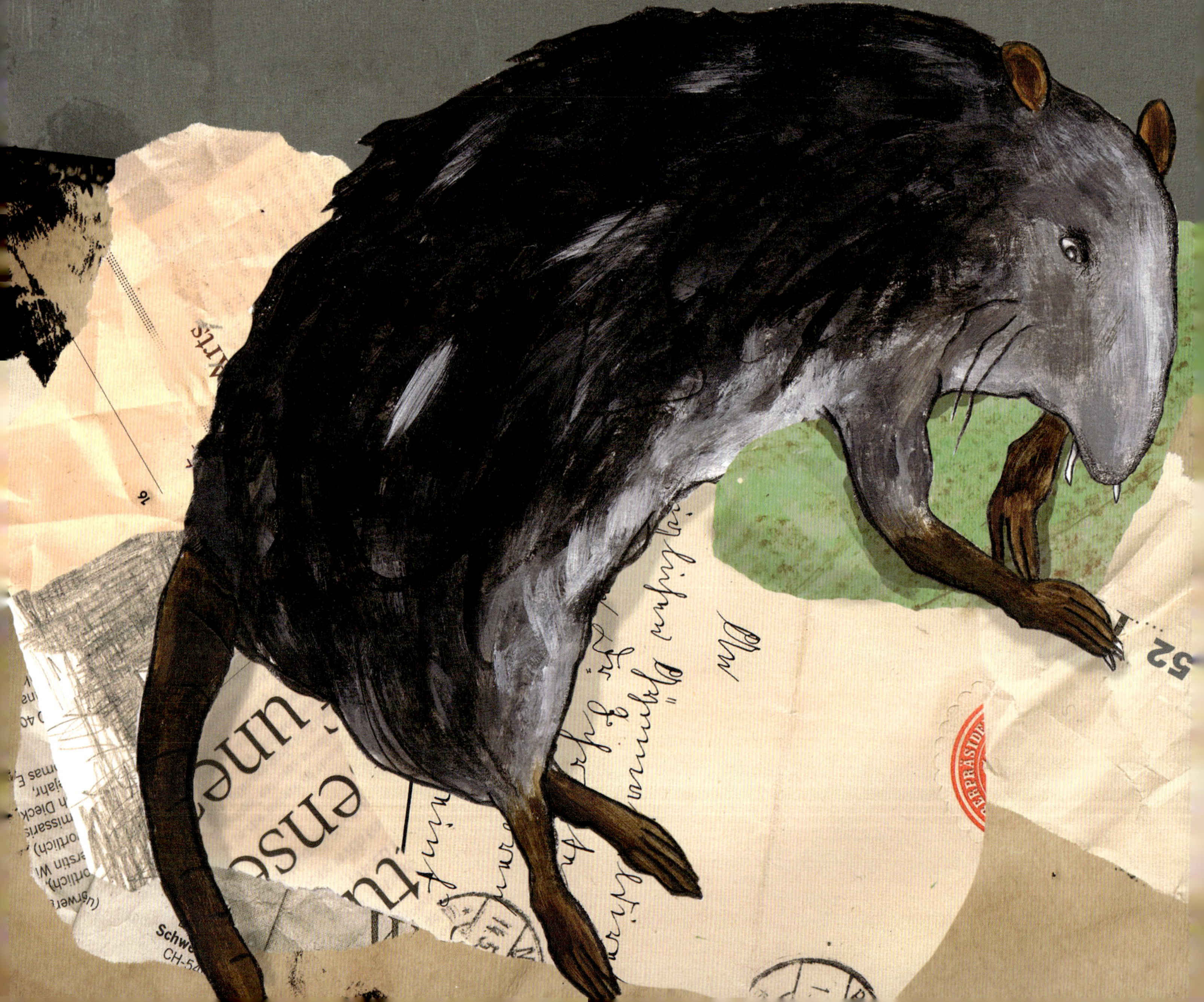

Die Rattenoma seufzt. Oft seufzt sie, seit Opa die Ecke nicht mehr verlässt. Sie seufzt so tief, dass ihr kugeliger Bauch sich ganz nach innen zieht und dann wieder herausplöppt.

„Das gefällt mir nicht“, sagt Oma Ratte. „Gar nicht gefällt mir das.“

Da knurrt Opa sie an. Mit gefletschtem Maul. Lange Zähne, die nur selten noch gewetzt werden. Zwei lange Zähne, die aussehen wie ungekochte Spaghetti. Fast geht Opa Rattes Maul gar nicht mehr zu. Er atmet schwer.

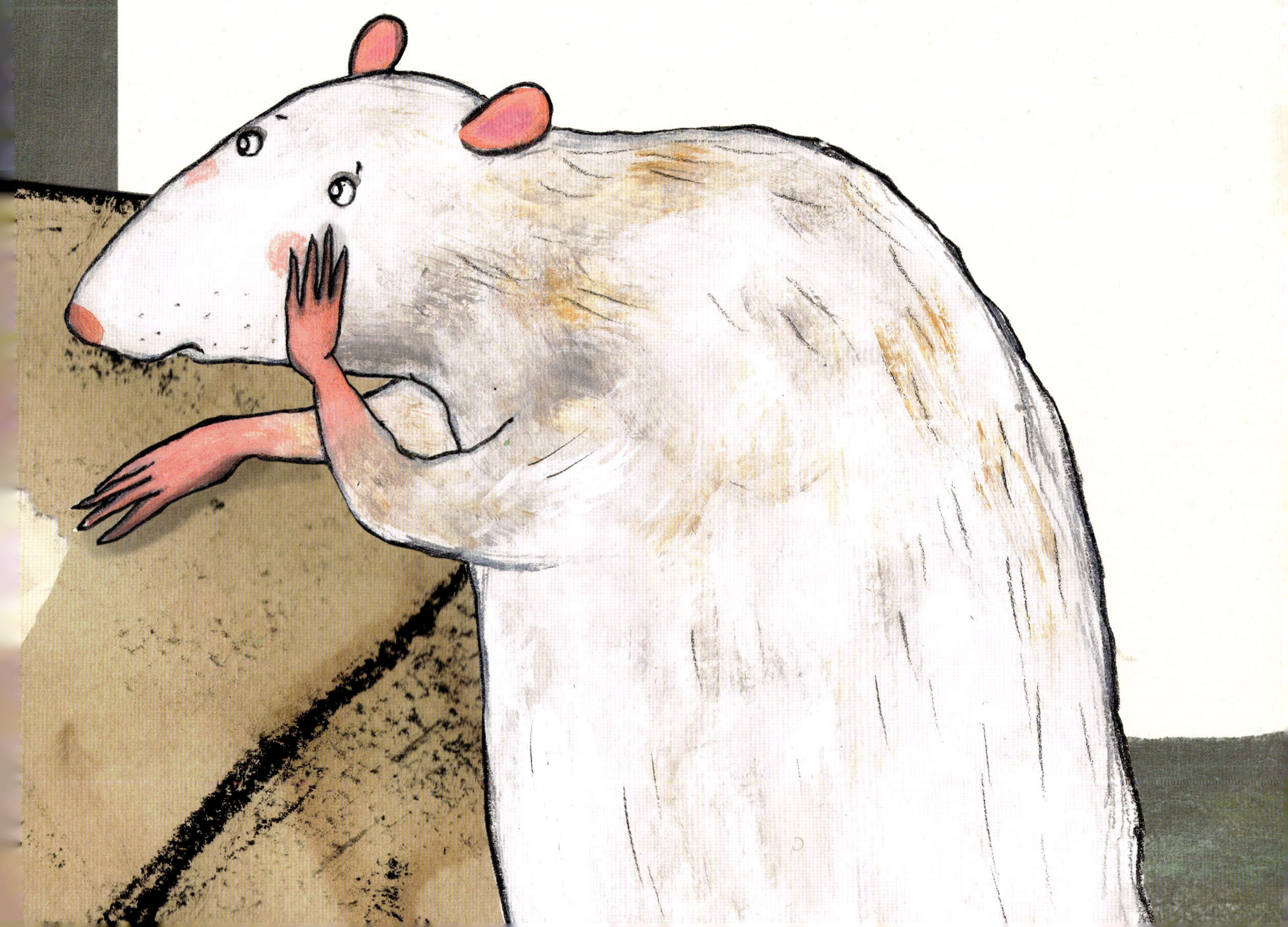

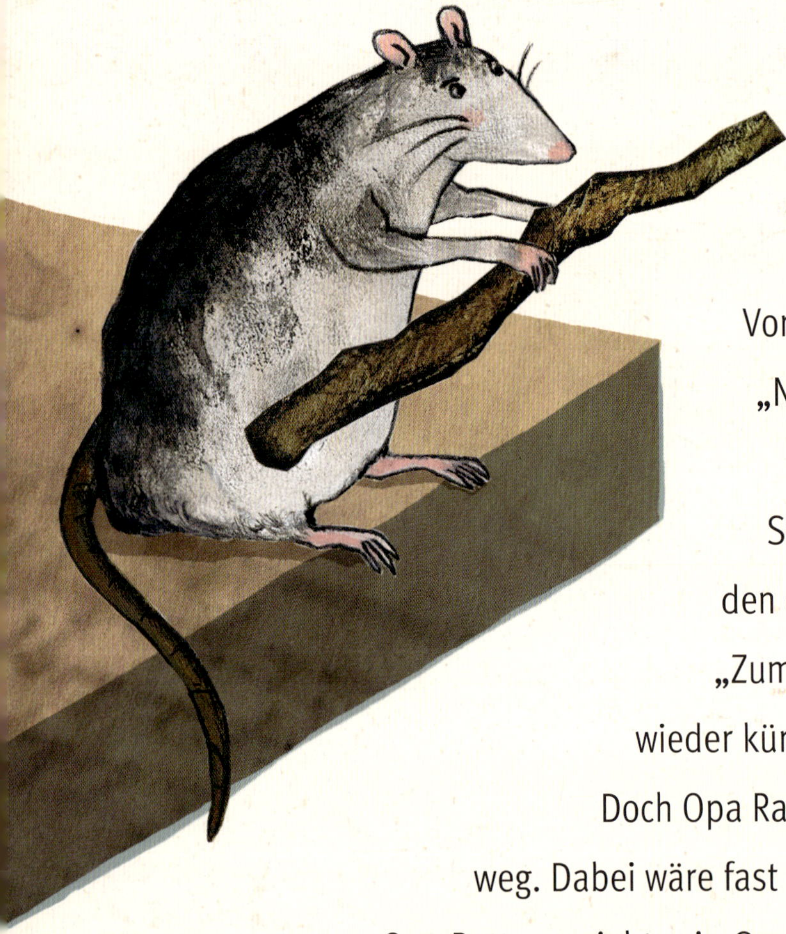

Papa Ratte stellt sich vor Opa und steckt seine Nase in Opas halb offenes Maul. Vorsichtig berührt er die Spaghettizähne. „Nee, nee“, sagt er und schüttelt den Kopf.

Dann läuft er davon und kommt mit einem Stock zurück. Mit einem edlen Eichenast, den er vor Opa Ratte hinlegt.

„Zum Nagen“, sagt er. „Damit deine Zähne wieder kürzer werden.“

Doch Opa Ratte schiebt den Stock mit der Vorderpfote weg. Dabei wäre fast eine seiner langen Krallen abgebrochen. Opa Ratte verzieht sein Gesicht. Papa Ratte streichelt über Opas Fell. Immer und immer wieder. Opa räkelt sich wohlig.

Dann schnüffelt Papa Ratte an seiner Tatze. Er vergräbt seine Schnauze in Opas Fell und schnellt hoch. Empört stellt er sich auf die Hinterpfoten. „Du riechst ja“, ruft er und schnuppert erneut an Opa Ratte. „Du stinkst sogar.“ Heftig schüttelt er den Kopf. „Keine Ratte hat je gestunken.“

Opa Ratte gähnt und schaut Vater Ratte müde an. „Ist mir egal“, sagt er.

„Das war dir doch nie egal.“

Opa Ratte will antworten, doch da fallen ihm ganz langsam seine Augen zu. Und während er schon durch die langen Zähne pfeift und schnarcht, fängt Papa Ratte an, ihn ausgiebig zu putzen.

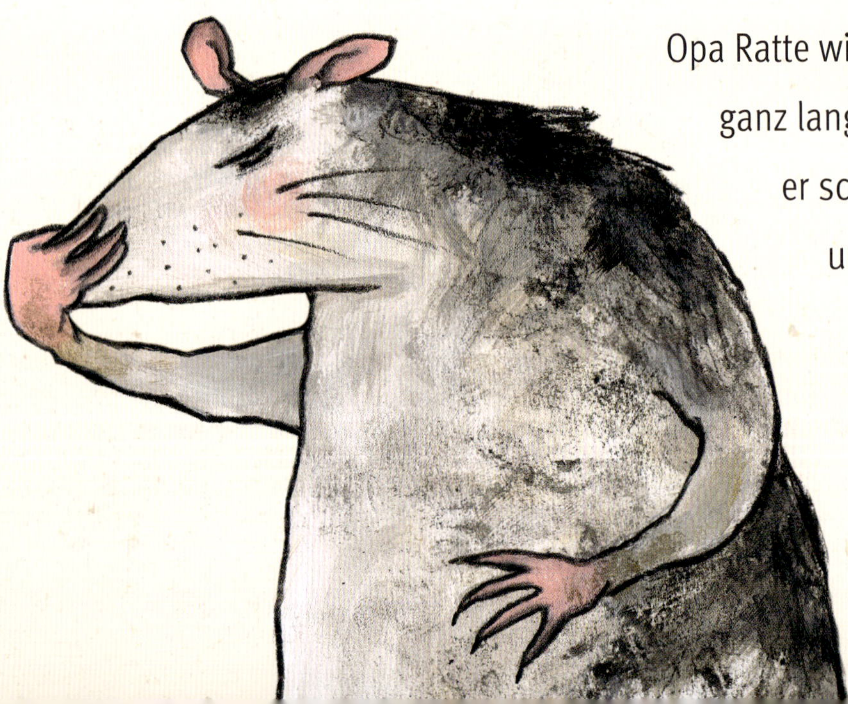

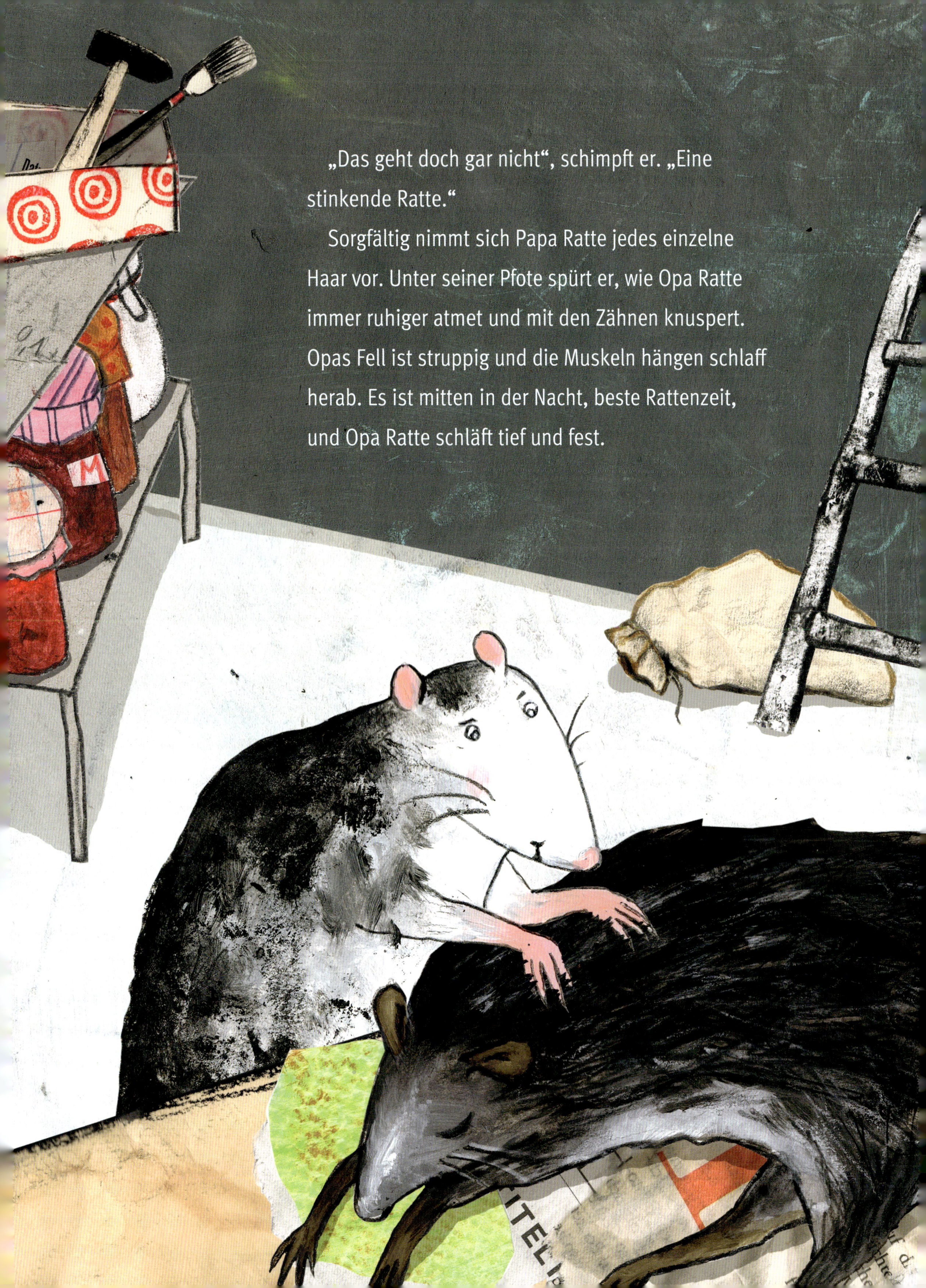

„Das geht doch gar nicht“, schimpft er. „Eine stinkende Ratte.“

Sorgfältig nimmt sich Papa Ratte jedes einzelne Haar vor. Unter seiner Pfote spürt er, wie Opa Ratte immer ruhiger atmet und mit den Zähnen knuspert. Opas Fell ist struppig und die Muskeln hängen schlaff herab. Es ist mitten in der Nacht, beste Rattenzeit, und Opa Ratte schläft tief und fest.

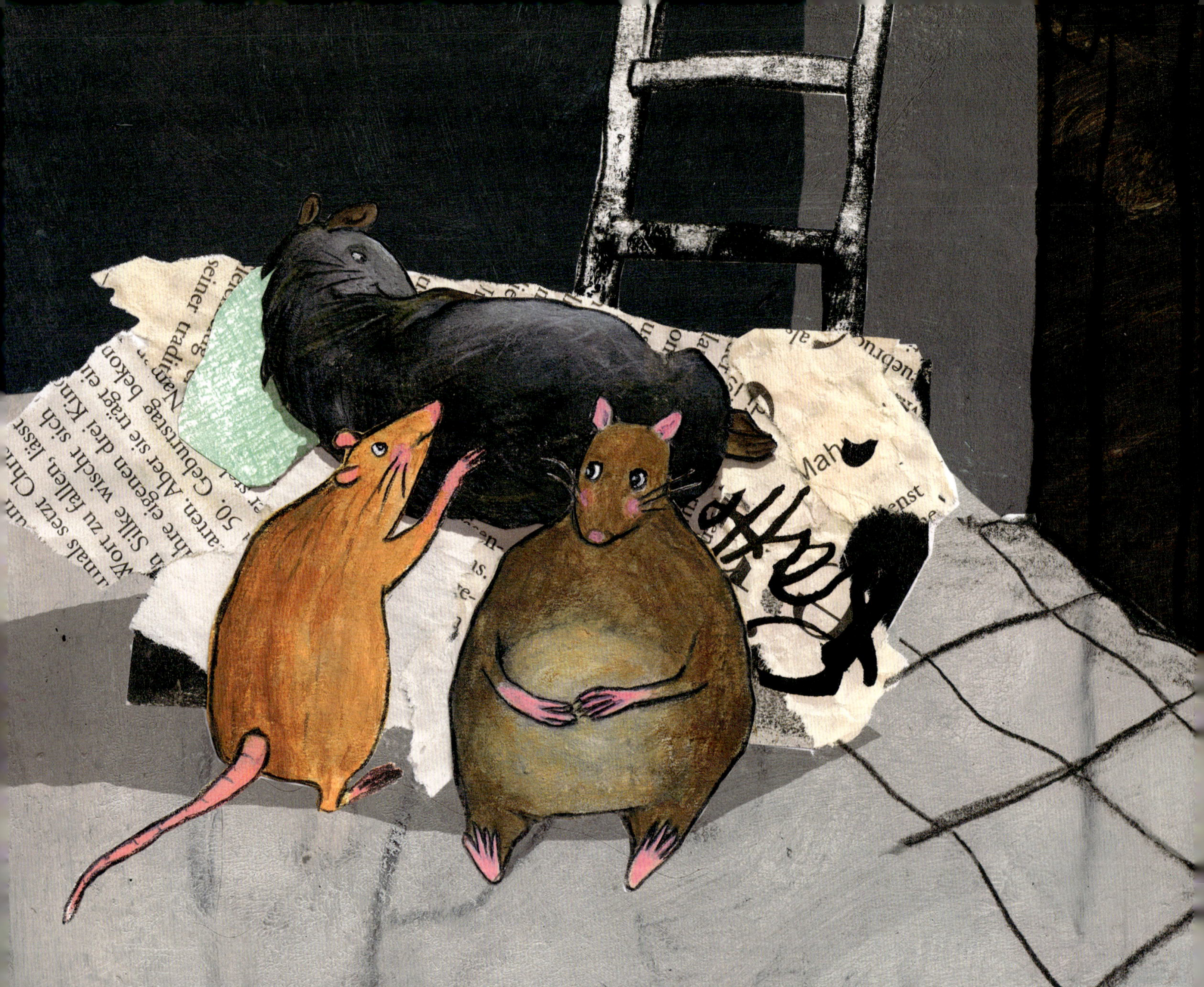

Rattenoma, Rattenpapa, Rattenmama und Rattenkind, alle stehen sie um den tief schlafenden Opa herum. Rattenkind kitzelt ihn hinterm Ohr. Wenn es das macht, zirpt Opa eigentlich und lacht. Doch jetzt hebt er nur kurz den Kopf und rollt sich zur Seite.

Rattenkind streichelt Opas Rücken.

„Wabbelig“, sagt Rattenkind. „Opa ist ganz wabbelig.“

Oma wischt sich eine Träne aus dem Auge und fängt an, die Zeitung zu knabbern. Sie reißt ein Stück ab, kaut und schluckt es hinunter. Reißt noch ein Stück ab, kaut und schluckt es hinunter. Und noch eins. Und noch eins.

Da stupst Papa Ratte sie an. „Das bringt doch nichts“, sagt er.

„Ich brauche das jetzt. Manchmal braucht man einfach ein gutes Stück Zeitung.“ Sagt es und stopft sich den Rest der Zeitung auf einmal ins Maul.

Papa Ratte richtet sich auf und stemmt die Vorderpfoten in die Seite. „So geht es nicht weiter“, sagt er. „So nicht.“

„Mir ist schlecht“, sagt Oma.

„Wir müssen etwas tun“, sagt Papa.

„Ich glaube, ich muss mich hinlegen“, sagt Oma.

„Wir alle zusammen“, sagt Papa.
Entschlossen stellt er sich vor Oma Ratte hin.

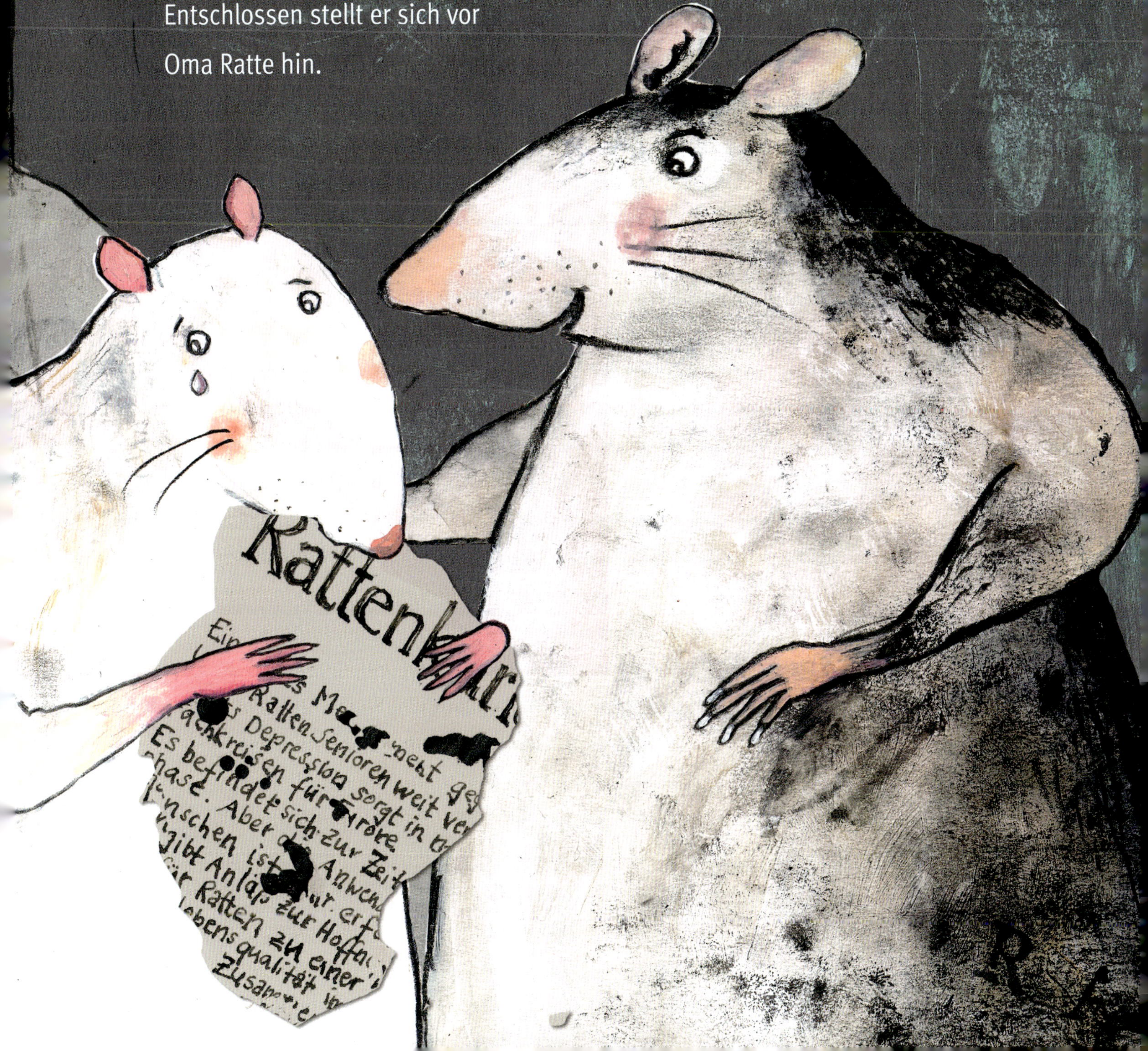

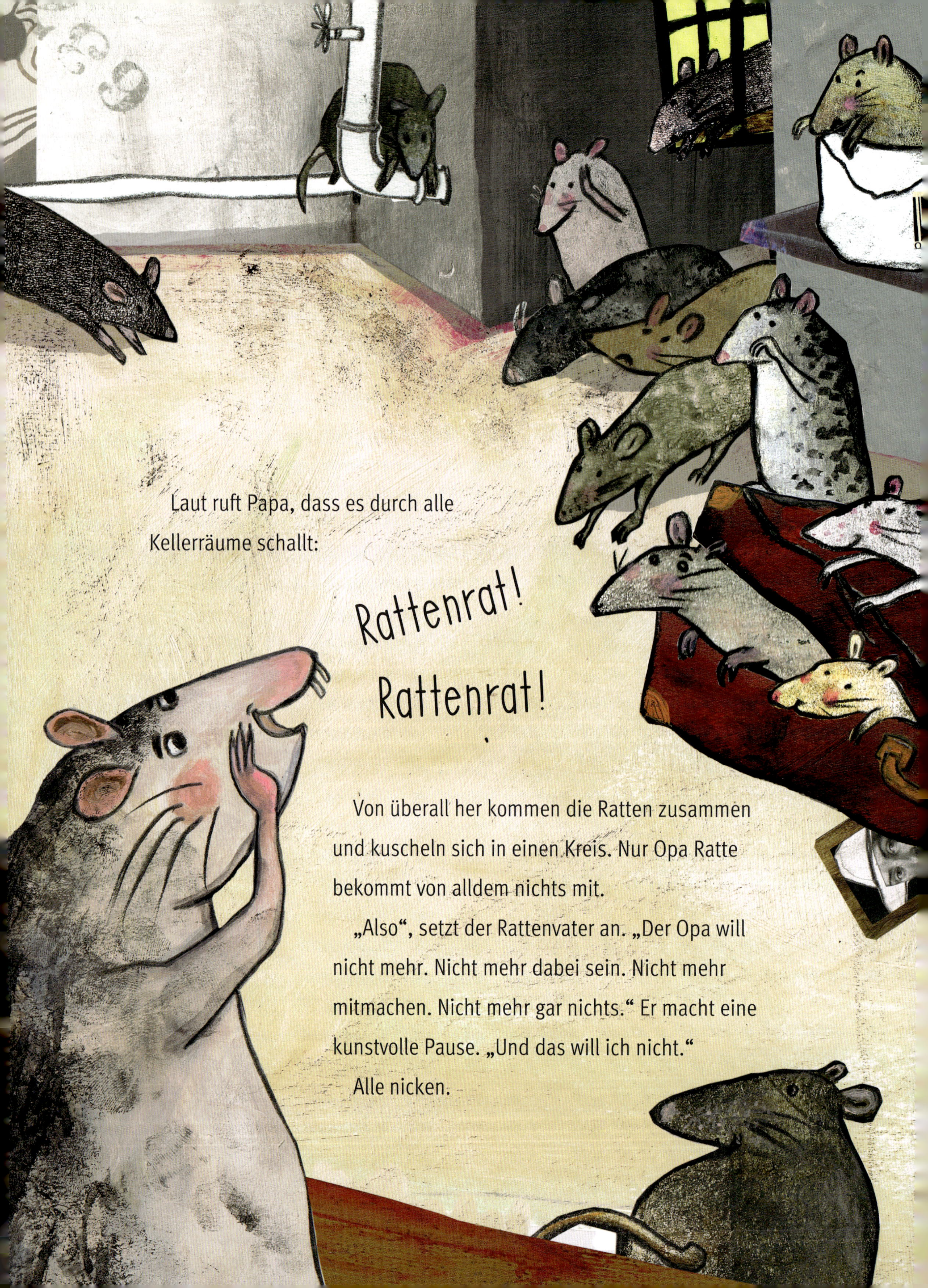

Laut ruft Papa, dass es durch alle Kellerräume schallt:

Rattenrat!
Rattenrat!

Von überall her kommen die Ratten zusammen und kuscheln sich in einen Kreis. Nur Opa Ratte bekommt von alldem nichts mit.

„Also“, setzt der Rattenvater an. „Der Opa will nicht mehr. Nicht mehr dabei sein. Nicht mehr mitmachen. Nicht mehr gar nichts.“ Er macht eine kunstvolle Pause. „Und das will ich nicht.“

Alle nicken.

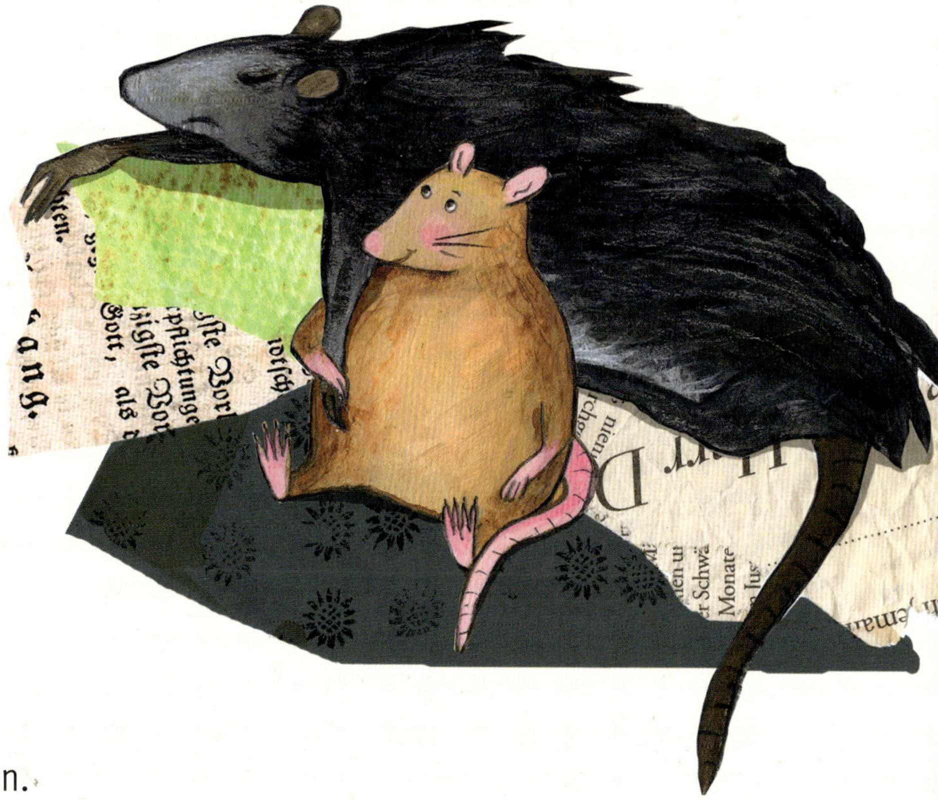

„Daher müssen wir ihm zeigen, dass wir ihn brauchen."

Alle nicken.

„Wer hat eine Idee?"

Alle schauen betreten zu Boden.

In der Ecke holt Opa Ratte tief Luft. Dann fängt er an zu husten. Ganz laut. Erschrocken öffnet er die Augen. „Wo bin ich?", ruft er.

Rattenkind läuft zu ihm. „Alles gut", sagt es. „Alles gut."

Opa Ratte senkt seinen Kopf langsam wieder auf das zerknüddelte Altpapier, das um ihn herum liegt.

„Wie wäre es, wenn wir heute einen Ausflug machen?" Papa Ratte schaut fragend in die Runde. Rattenkind läuft aufgeregt hin und her. „Oh ja. Vielleicht nach nebenan. Wo es die leckeren Lederreste gibt."

„Lederreste, die hast du doch immer so gerne gegessen." Oma schaut Opa an. Doch der schüttelt den Kopf.

„Da komme ich gar nicht hin. Viel zu weit."

„Komm mit, Opa, bitte", bettelt Rattenkind und zupft an Opas Fell, das gar nicht mehr glänzt. Stumpf sieht das Fell aus.

Opa Ratte antwortet nicht, sondern kauert sich in die hinterste Ecke.

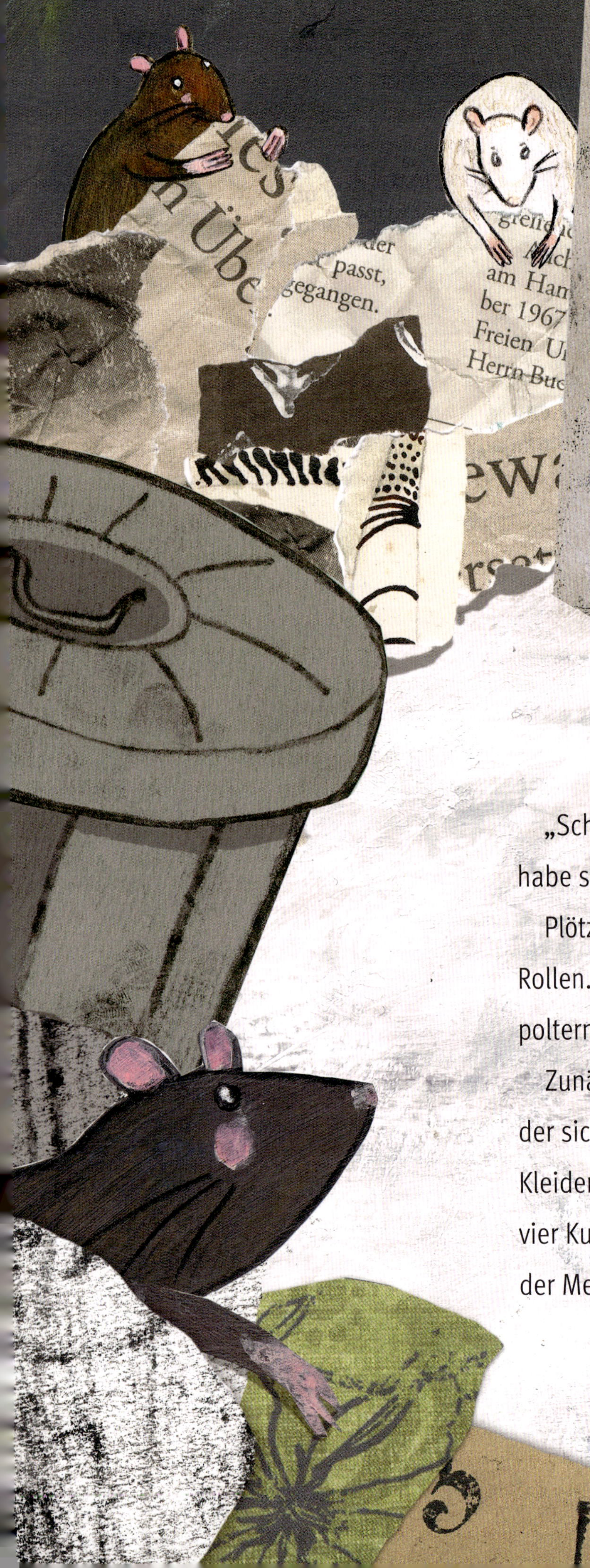

„Es hat alles keinen Zweck mehr.“ Oma Ratte reißt wieder ein Stück Zeitung ab und kaut darauf herum. Tränen kullern aus ihren Augen und machen das Papier nass.

Mama Ratte hockt sich neben Oma und nimmt sich etwas von der durchfeuchteten Zeitung. Mama Ratte hat schon einen dicken Bauch. Einen dicken Bauch mit Rattenbabys drin.

„Schmeckt gut.“ Mama Ratte schmatzt. „Ich habe schon Hunger für ein ganzes Rudel.“

Plötzlich wird es laut im Keller. Geräusche von Rollen. Rollen, die über den unebenen Boden poltern.

Zunächst sieht man nur einen alten Rollschuh, der sich den Weg durch Müll und abgelegte Kleider zu bahnen scheint. Ein alter Rollschuh mit vier Kunststoffrädern und zwei Lederriemen über der Metallplatte.

Jetzt entdeckt Mama Ratte die Ohren von Rattenkind. Sofort läuft sie zu ihm. „Was machst du da?"

Rattenkind rutscht vom Rollschuh ab und streckt alle viere von sich. „Anstrengend", sagt Rattenkind. „Aber es könnte klappen."

Fragend blickt Mama Ratte das Rattenkind an.

„Opa. Opa kann sich hier drauflegen."

„Und dann?"

„Dann schieben wir ihn. So kann er überall hin, wo er hinmöchte."

„Ein Schiebebett", ruft Mama Ratte.

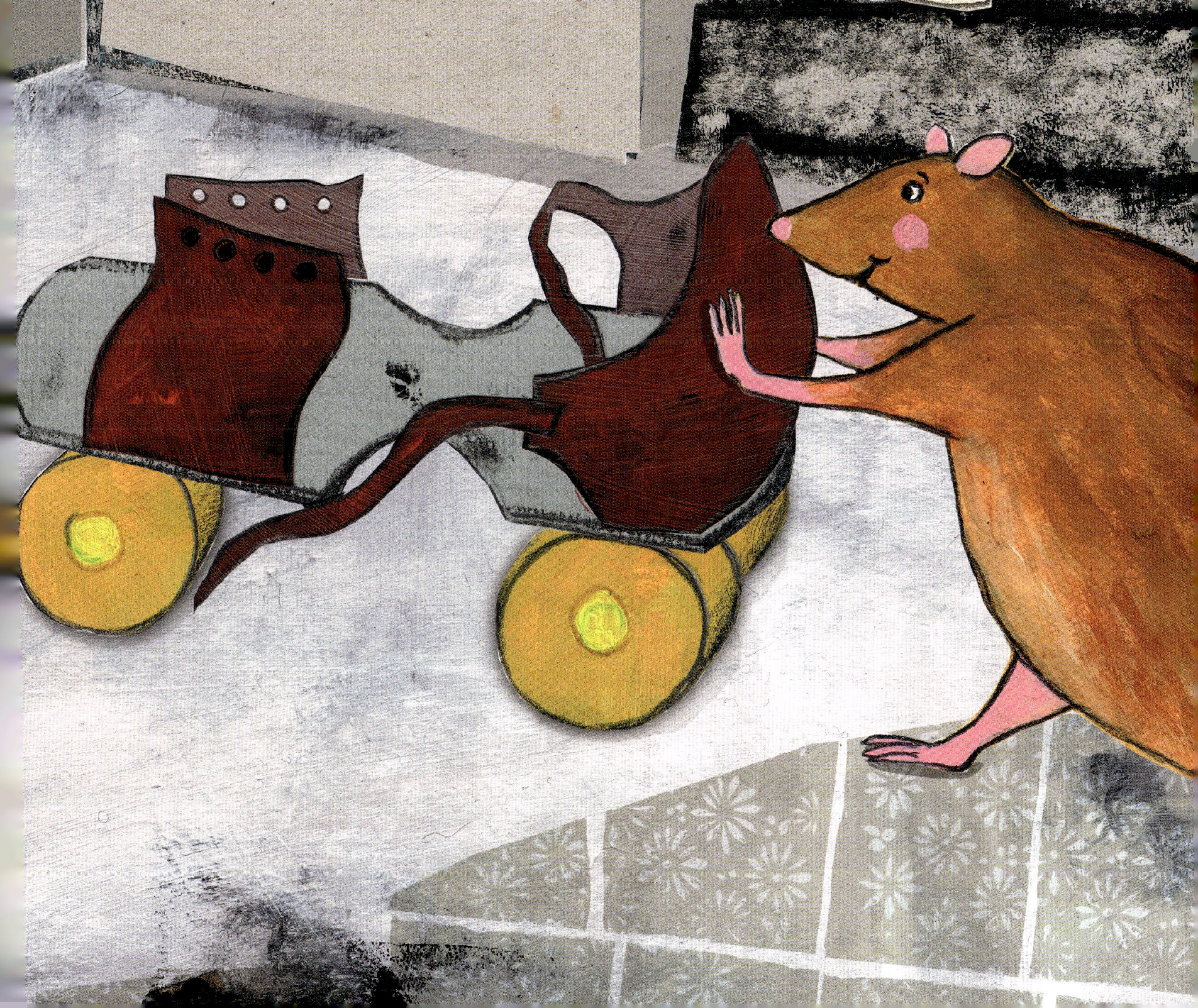

Oma zieht die Nase hoch. Sie kommt näher. Dann drückt sie Rattenkind einmal kräftig und wischt sich die Augen trocken.

„Was für ein rattenkluger Einfall“, sagt sie und betrachtet das Schiebebett von allen Seiten. Zusammen mit Rattenkind schiebt sie das Bett zu Opa Ratte. Nun würde einem Ausflug nichts mehr im Weg stehen.

„Rauf mit dir, Opa“, sagt Rattenkind.

Aber Opa Ratte hebt nur müde den Kopf und meint: „Da komme ich niemals hoch. Ist viel zu hoch. Viel zu hoch.“

Doch da hat er nicht mit dem Rattenrudel gerechnet. Papa Ratte pfeift einmal und aus allen Löchern und Ritzen kommen Ratten angerannt. Einige stellen sich seitlich von Opa Ratte hin, andere postieren sich am Hinterteil und wieder andere passen auf, dass das Schiebebett nicht wegrutscht.

Mama Ratte feuert die Ratten an.

„Rat-ten-ruck, rat-ten-ruck, rat-ten-ruck“, ruft sie, während die anderen Opa Ratte auf den fahrbaren Untersatz wuchten. Opa Ratte hilft gar nicht mit, er ist schlaff wie der Mehlsack, der in der Ecke des Kellers steht. Da liegt er nun. Flugs legt Mama ihm den Ledergurt um, damit er nicht hinunterfällt. Und los geht es. Zu dritt schieben die Ratten das Schiebebett – durch den Keller in den Garten, zu den Nachbarn, in die Scheune.

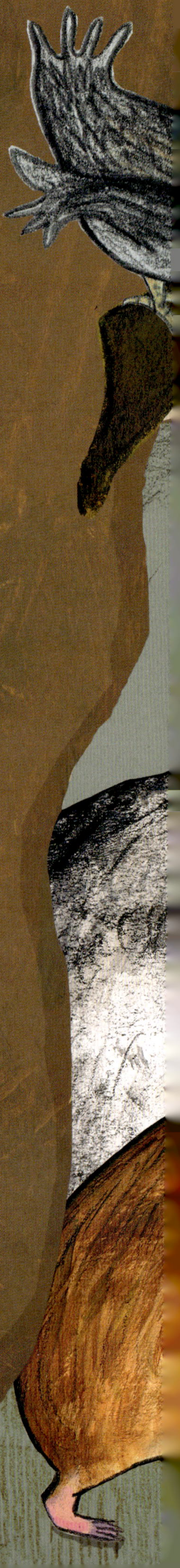

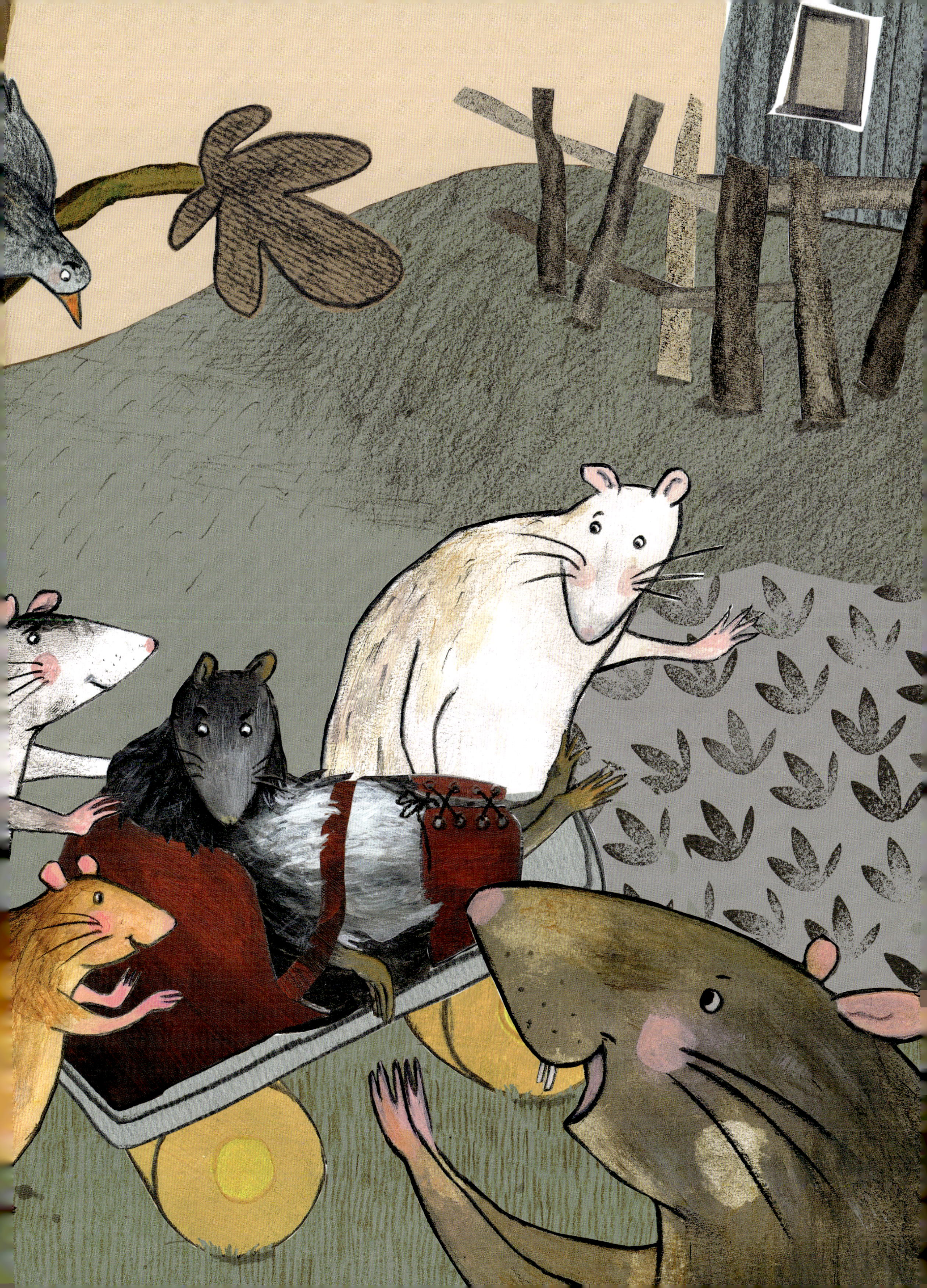

Ein wunderbarer Ledergeruch liegt in der Luft. Altes, muffiges Leder. Rattenkind läuft das Wasser im Mund zusammen. Leder ist seine Lieblingsspeise. Oma Ratte rupft ein kleines Stück ab und gibt es dem Opa. Sein Nackenfell sträubt sich. Rattenkind weiß, was das heißt. Lass mich in Ruhe, heißt das.

„Einen Bissen", sagt Oma.

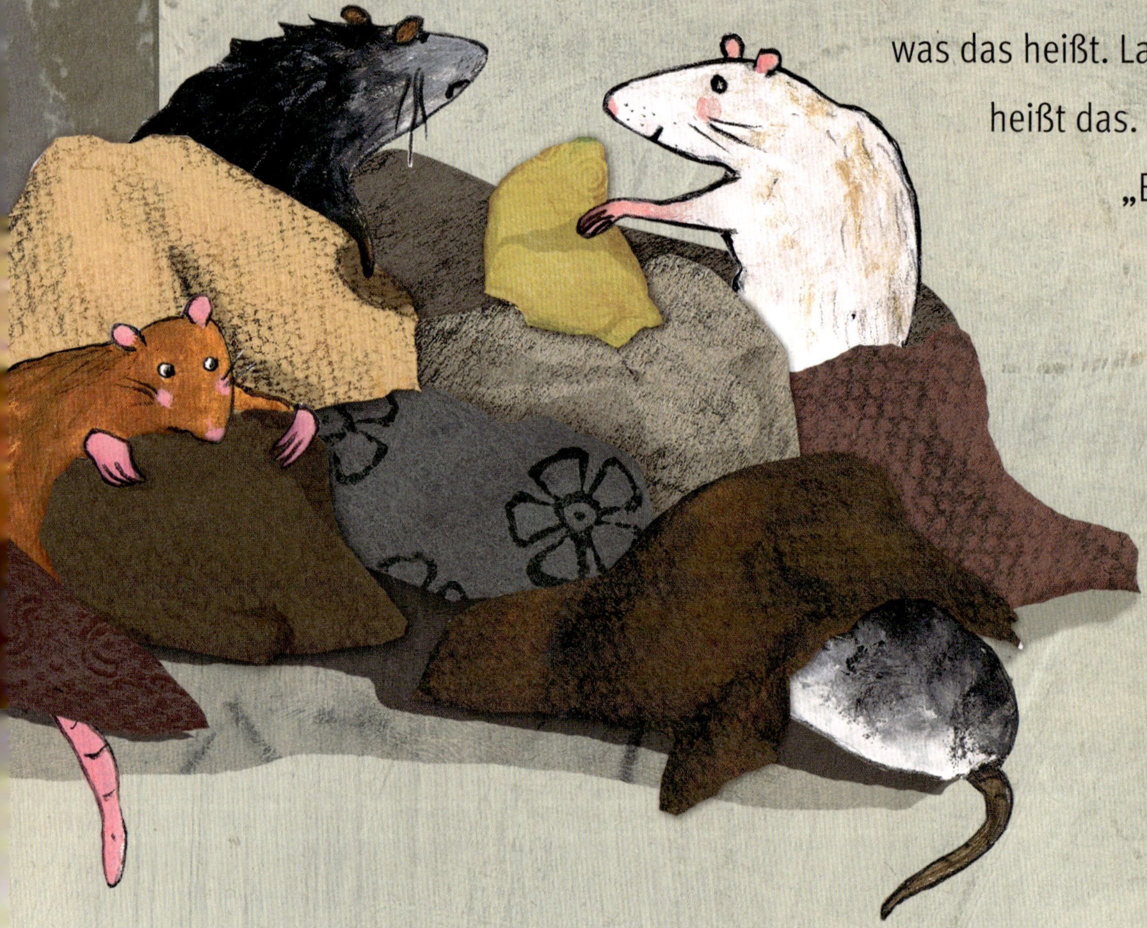

Lustlos nimmt Opa Ratte einen Fetzen in den Mund. Jedoch kann er nicht richtig kauen mit seinen langen Zähnen. Papa Ratte huscht hinaus in den Garten und holt Opa Ratte etwas Grünzeug. Das lutscht der Opa. Rattenkind ist der Hunger auf Leder vergangen. Was für ein blöder Einfall.

Als die Ratten mit Geächz und Geschnauf wieder im heimischen Keller ankommen, ist Opa Ratte schon wieder ganz schlapp.

„Mein Rücken tut mir weh", stöhnt er. „Es war zu hart. Zu hart." Er reibt sich seine herunterhängenden Rückenmuskeln. Vorsichtig legt er sich auf den Bauch.

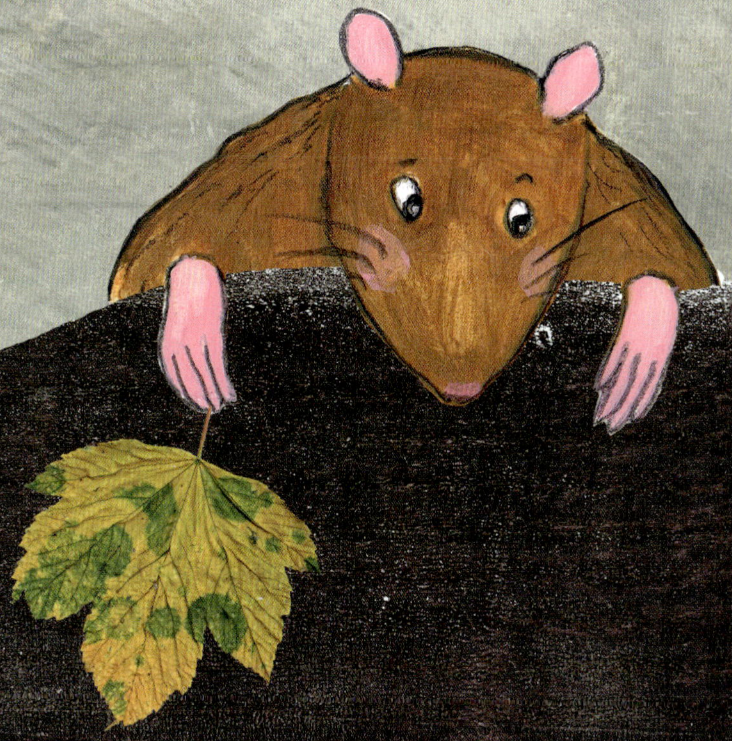

„Gut, dass ich wieder zu Hause bin.“

„Aber wir waren doch nur nebenan“, sagt Rattenkind.

„Ganz schön weit weg. Und so anders als hier. Mag nicht, wenn es anders ist.“

Rattenkind zieht die Stirn kraus. „Hat es dir denn gar nicht gefallen?“

„Ach, mein Kind“, antwortet Opa Ratte. Nur das. Mehr sagt er nicht.

„Du wirst doch nicht schon wieder schlafen?“, fragt Rattenkind, woraufhin es nur noch das gleichmäßige Atmen von Opa Ratte hört.

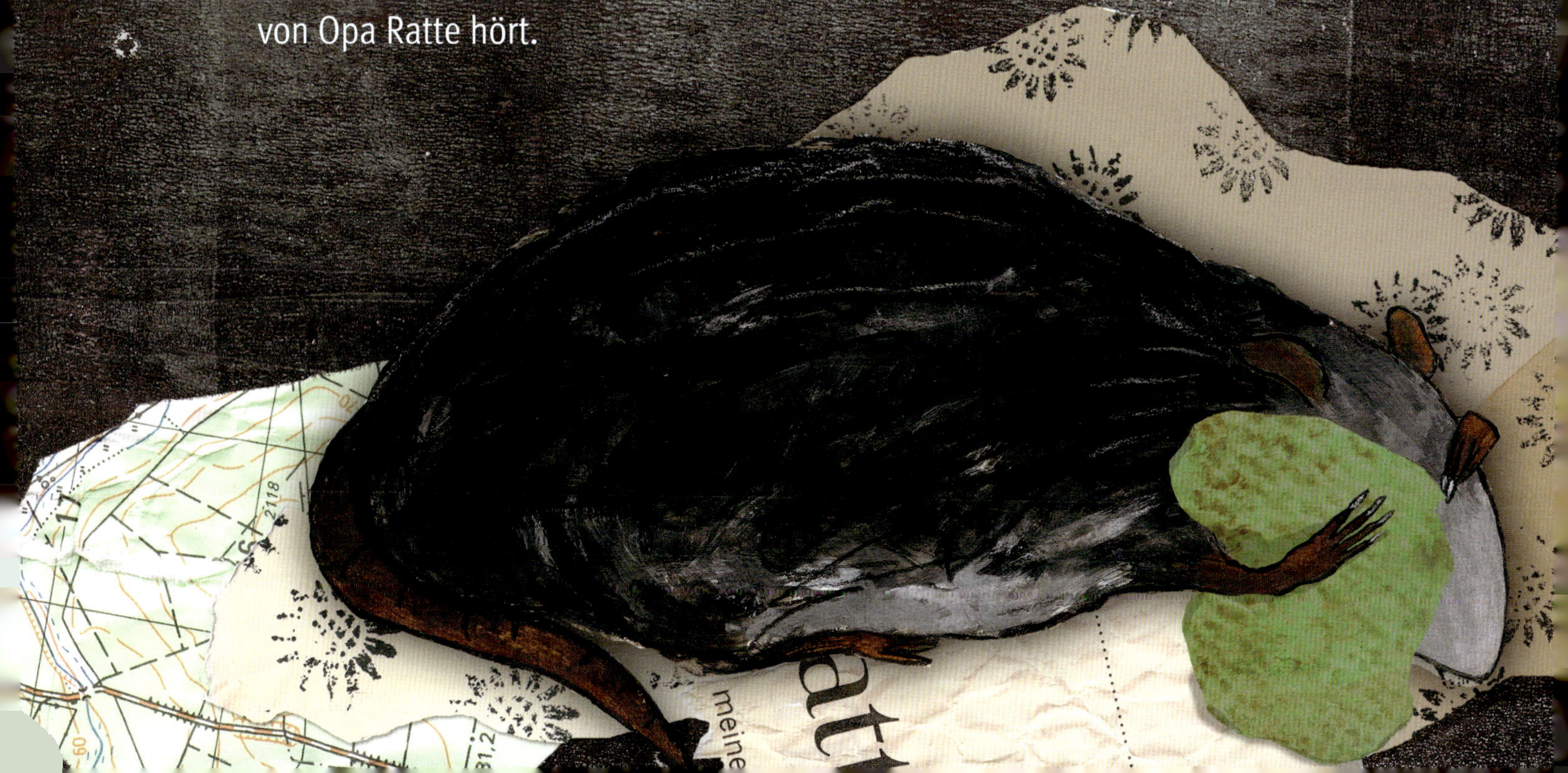

„Das geht nicht.“ Papa Ratte stampft mit allen vier Pfoten auf.

„Wir können nichts mehr tun“, sagt Oma und ihre Augen werden gläsern. „Gar nichts mehr.“

Da erschallt aus dem Eingang laute Blasmusik. Oma Ratte zuckt zusammen. „Hallo?“, ruft sie.

„Hier bin ich.“ Um die Ecke kommt Rattenkind, das den Rollschuh zieht, der vorhin noch Schiebebett war. Auf dem Rollschuh steht ein altes Radio.

„Habe ich gefunden“, sagt Rattenkind stolz. „Funktioniert noch.“

Rattenkind läuft an Oma vorbei, bis in Opas Ecke. Dort lädt es das Radio ab und stellt es noch ein wenig lauter. Opa Ratte schreckt hoch.

„Es klappt. Es klappt.“ Rattenkind macht ein paar Luftsprünge. „Opa ist wieder wach. Schau, Opa, bei der Musik kannst du gar nicht einschlafen.“

Es läuft Tanzmusik. Papa Ratte fängt an zu schunkeln. Mama Ratte wiegt ihren Babybauch hin und her und Rattenkind wackelt mit dem Popo im Takt. Oma tänzelt um Opa herum, der immer noch liegt.

„Darf ich bitten“, sagt sie und hält ihm ihre Pfote hin. Opa Ratte richtet die Ohren auf, dann guckt er sie mit traurigen Augen an.

„Früher“, sagt er. „Früher, da haben wir immer getanzt.“ Ganz leicht wiegt er sich hin und her.

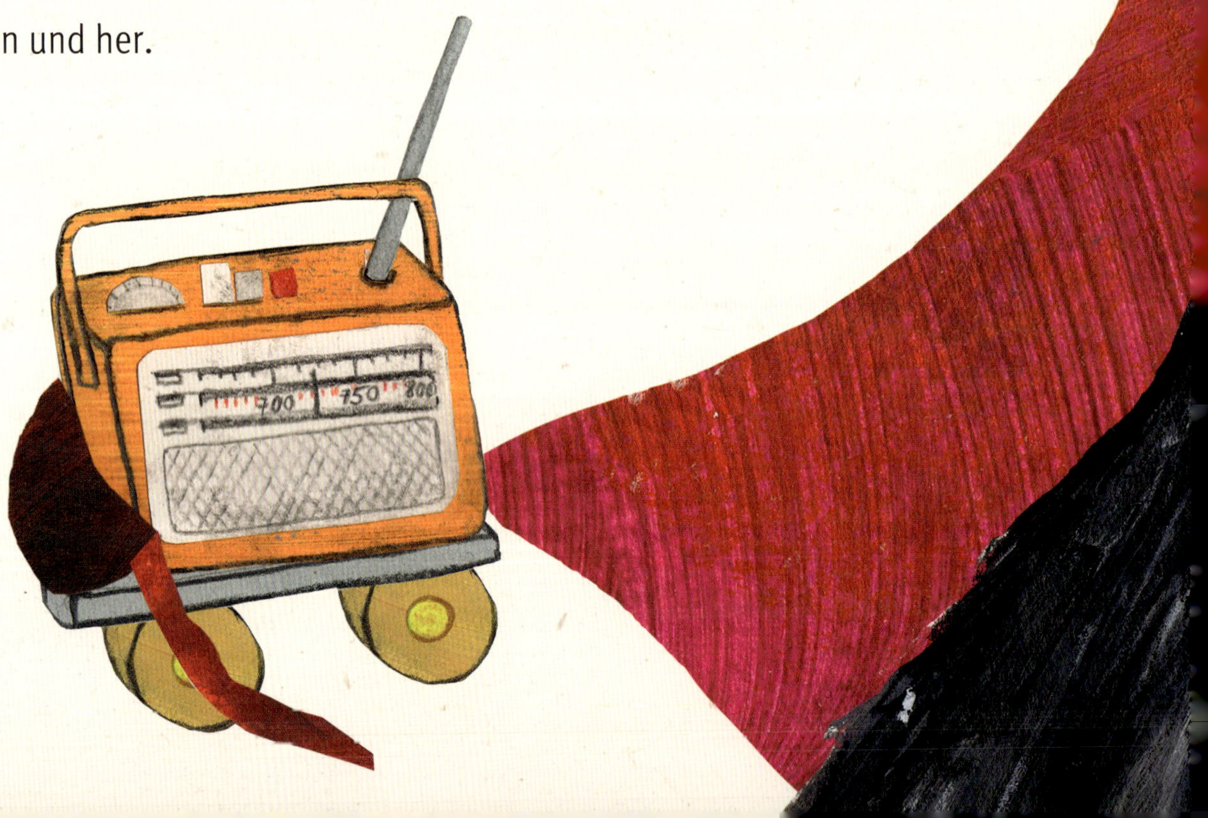

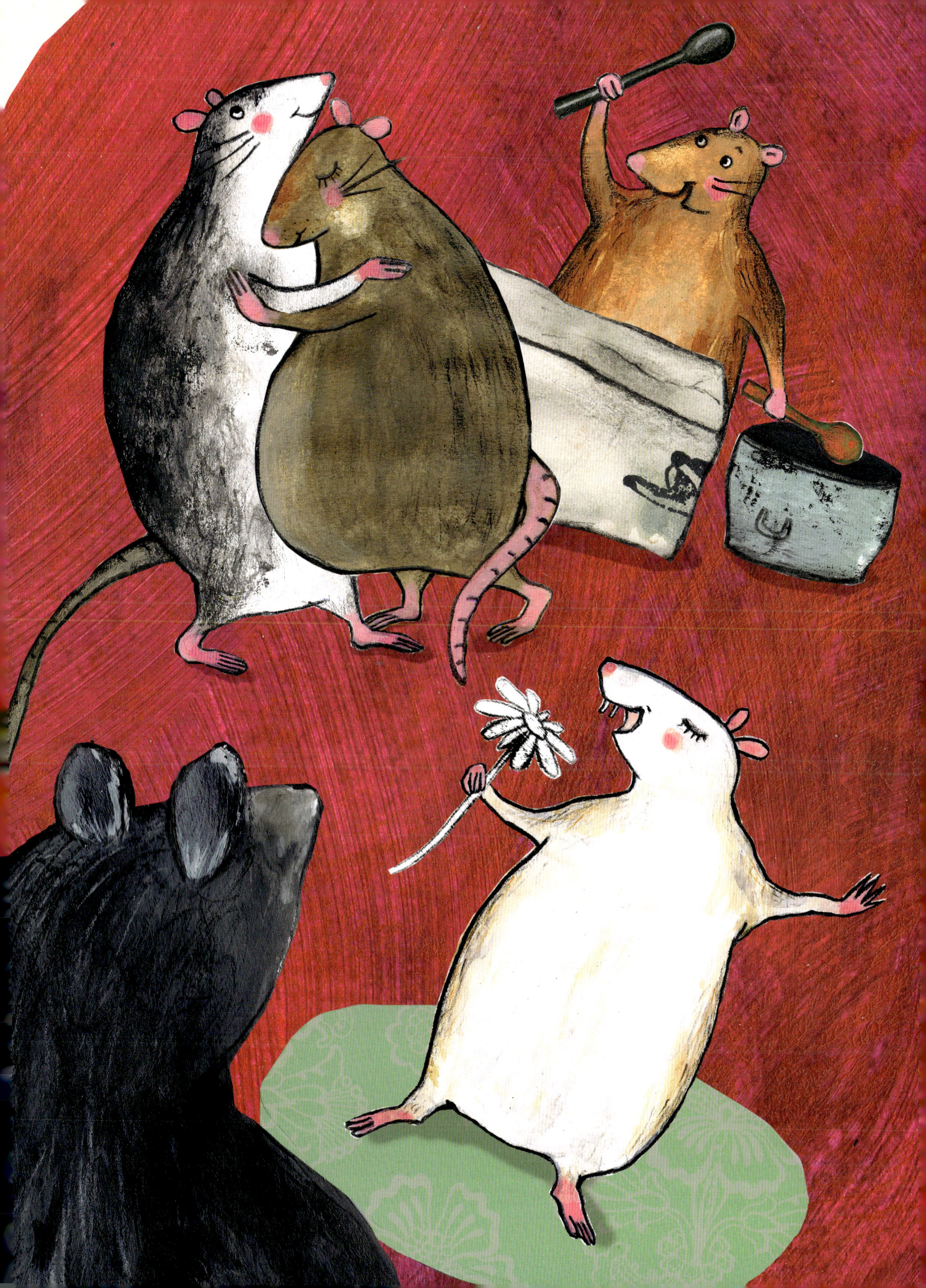

Er erzählt vom großen Rattenball, auf dem die Ratten aus der Nachbarschaft sich immer getroffen haben. Und von der Rattenband, in der er gespielt hat. Wie er mit Stöcken auf alten Konservendosen Schlagzeug gespielt und wie Oma Ratte dazu in einem klaren Sopran gesungen hat. Lieder von Rattenliebe, die niemals vergeht.

„Das können wir immer noch", sagt Oma und fängt an, zur Radiomusik zu summen. Dann trällert sie lauthals. Rattenkind schlägt im Takt mit einem alten Löffel auf einen Karton. Die anderen tanzen ausgelassen einen Boogie-Woogie.

„Yeah, yeah", singt Rattenkind laut und schief.

Als wäre es das funkelnde Auge einer wilden Katze, guckt Opa Ratte plötzlich ganz entsetzt auf den Rollschuh.

Verwirrt fragt er: „Was ist das?" Und springt auf, um gleich darauf in sich zusammenzusacken.

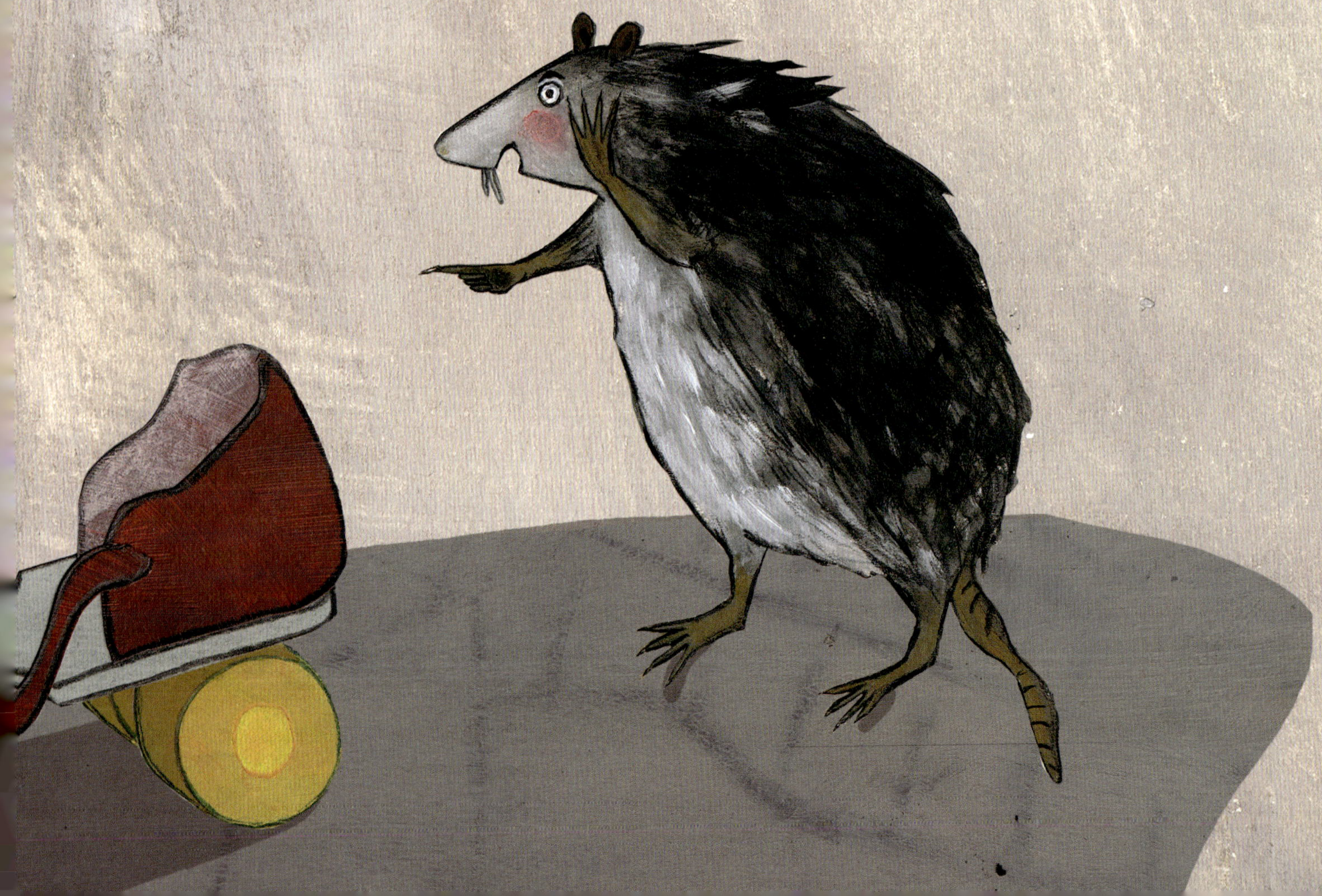

Oma Ratte stockt und hört auf zu singen. Alle gucken sich an.

Schließlich sagt Papa Ratte: „Das ist doch dein Schiebebett.“

„Schiebebett? Kenne kein Schiebebett.“ Opa Ratte kriecht wieder in seine Ecke. „Liege immer hier. Was soll das sein, ein Schiebebett.“

„Ach Opa.“ Ein paar Mal schnipst Rattenkind mit den Pfoten im Takt.

„Wieso ist hier Musik an?“, fragt Opa Ratte. „Nie war hier Musik an.“

Sofort dreht Papa Ratte am Ausschalter. Unheimlich ist es im Keller. Unheimlich und ruhig. Die Oma verkriecht sich in einem Berg mit Plastikmüll, nur ihr Schwanz ist noch zu sehen. Gerade war sie noch eine junge Sängerin, jetzt ist sie eine alte Ratte.

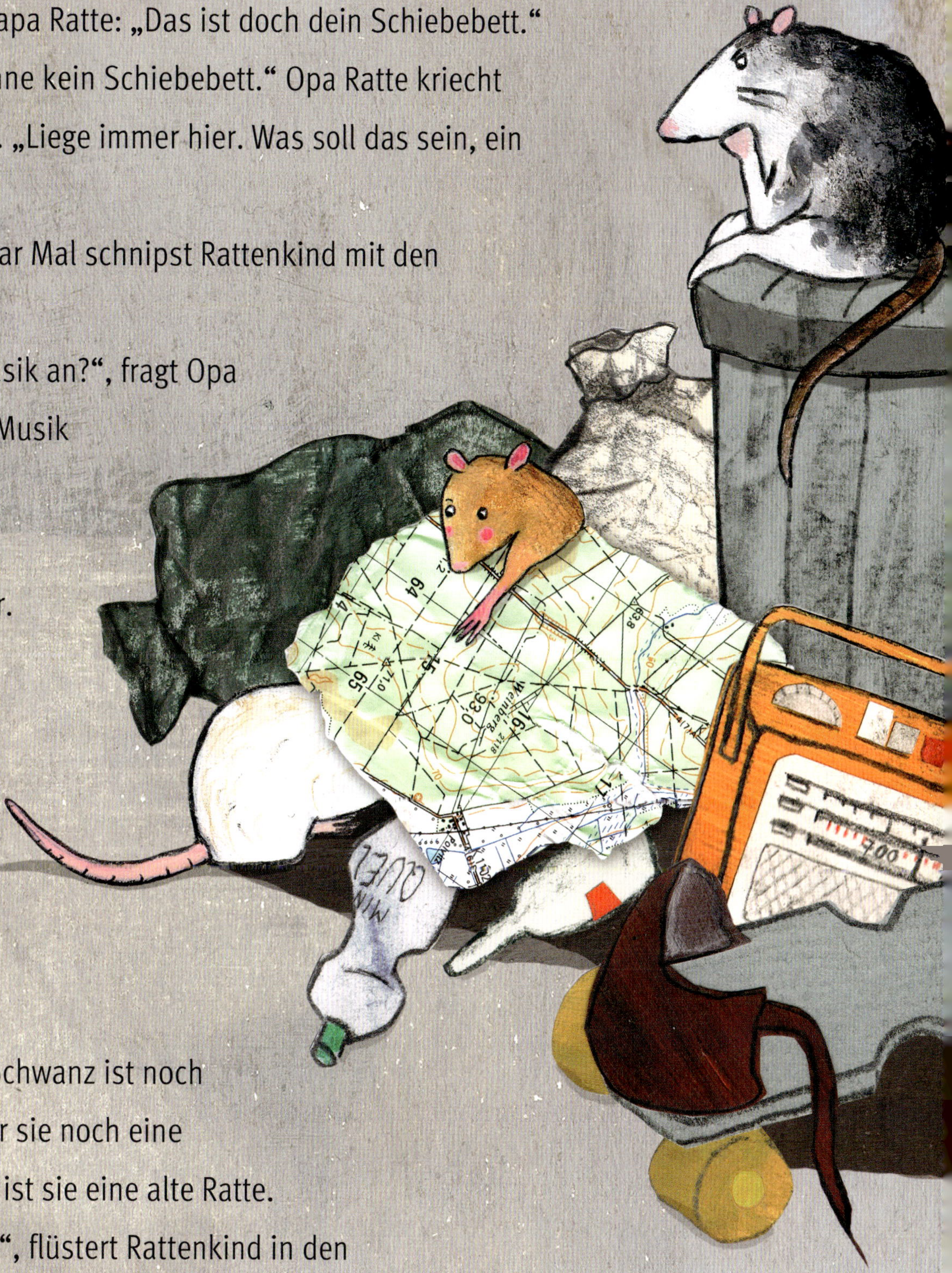

„Nicht traurig sein“, flüstert Rattenkind in den Müllberg hinein. Oma Ratte steckt ihre Nase heraus, dann verschwindet sie erneut. Rattenkind hört ihr Schluchzen.

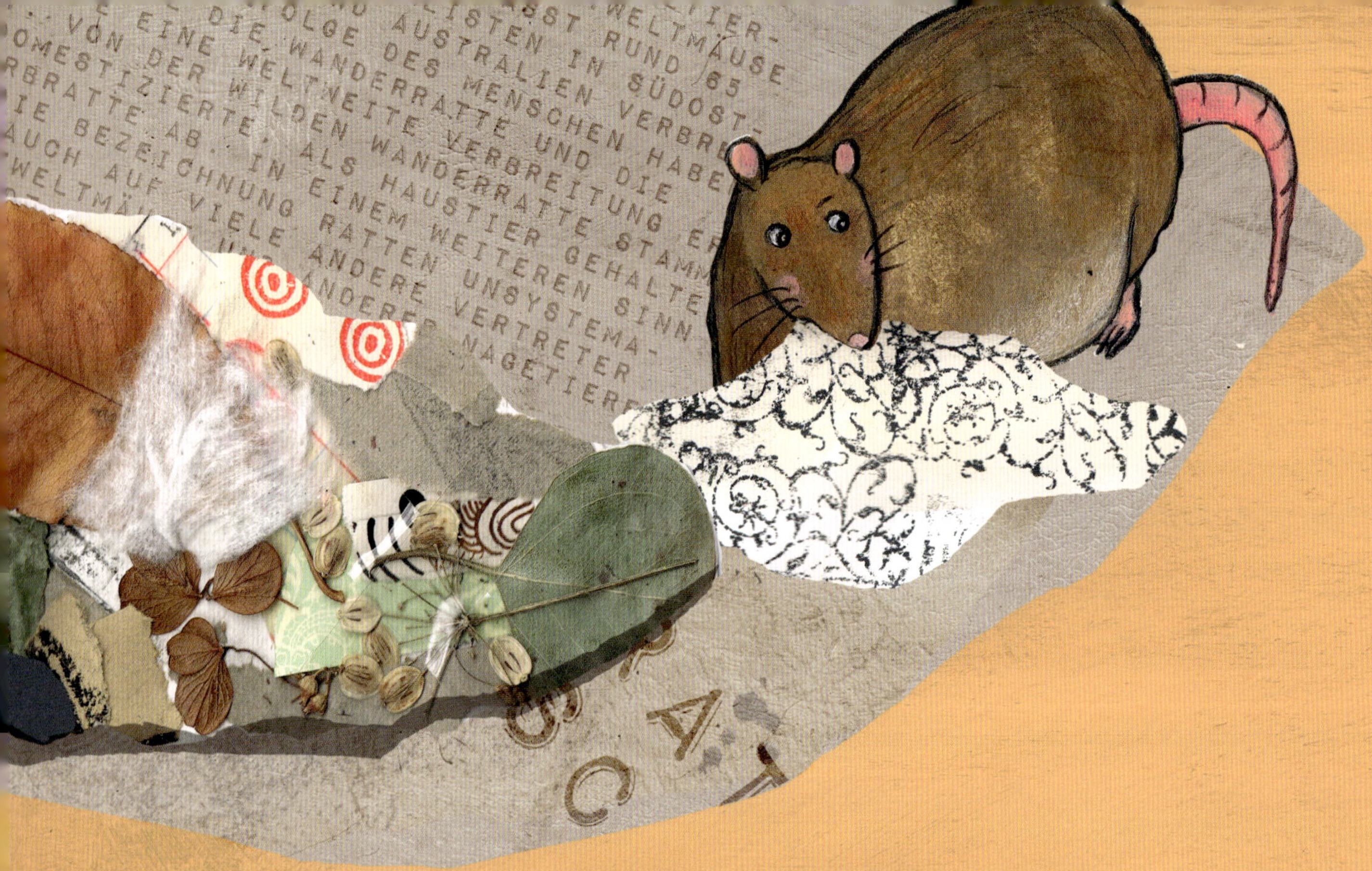

Kurz darauf streunert Papa Ratte im Kellergewölbe herum, um etwas zum Knabbern zu finden. Und Oma Ratte macht sich mit Rattenkind zum Komposthaufen auf. Mama Ratte möchte ein Nest für die Babys bauen, die bald kommen.

„Hilfst du mir?“, fragt sie Opa Ratte.

„Wie kann ich dir schon helfen“, sagt er.

„Du kannst mir helfen, Stoffreste zu suchen. Ich kann nicht mehr so schnell“, sagt Mama Ratte und fährt vorsichtig über ihren Bauch, der fast aussieht wie ein Tischtennisball.

„Ich auch nicht“, sagt Opa und lächelt seit Langem mal wieder sein Spaghettizahnlächeln. „Ich kann gar nicht mehr schnell.“

Mama Ratte grinst. „Dann passen wir doch prima zusammen.“

„Aber ich ... ich ... ich vergesse immer alles. Und ich verlaufe mich ...“

Mama Ratte zieht die Stirn kraus. Dann murmelt sie: „Ich habe da doch was gesehen, wo war das nur.“ Spricht es und verschwindet kurz.

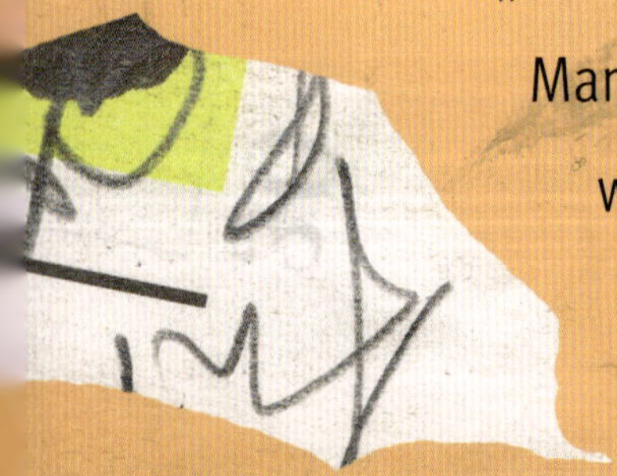

So schnell sie kann, kommt sie zurückgetrippelt, sodass ihr Bauch wackelt.

„Schau“, ruft sie und hält etwas triumphierend in die Höhe. In der Pfote hat sie eine Trillerpfeife, so eine, wie Schiedsrichter sie haben. „Da kannst du reinpfeifen, wenn du nicht mehr weißt, wo du lang musst. Das hören wir.“ Sie reicht Opa Ratte die Pfeife. Er nimmt sie am Band und lässt sie vor der Schnauze hin- und herbaumeln. Seine Augen wandern nach links und rechts. Schließlich nickt er bedächtig. Ein Grinsen strafft sein faltiges Gesicht.

„So eine Pfeife ist eine gute Erfindung“, sagt Opa Ratte. „Jetzt helfe ich dir.“

Mit der Trillerpfeife um den Hals macht er kleine Schritte, vorsichtig, damit seine langen Krallen nicht abreißen.

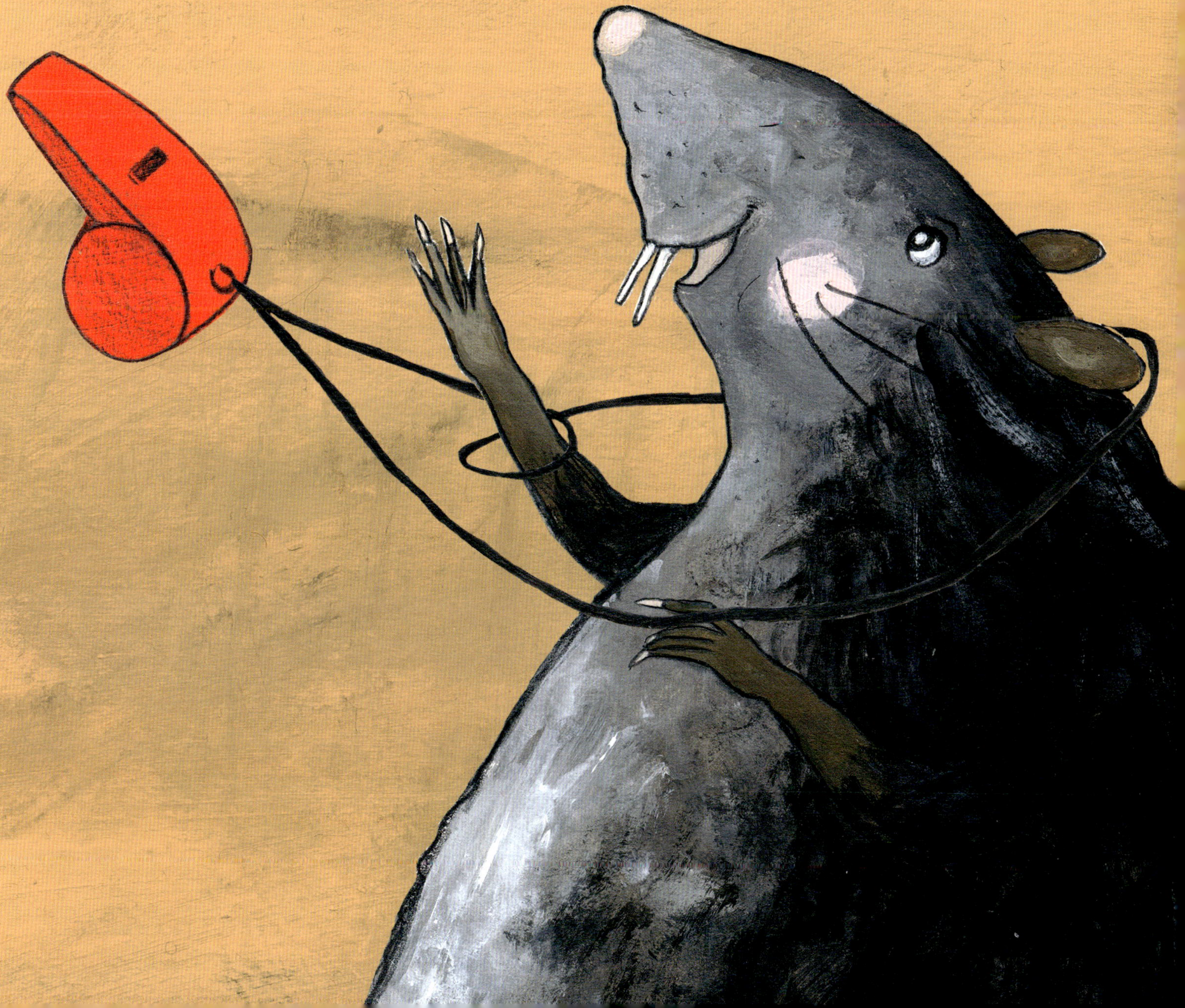

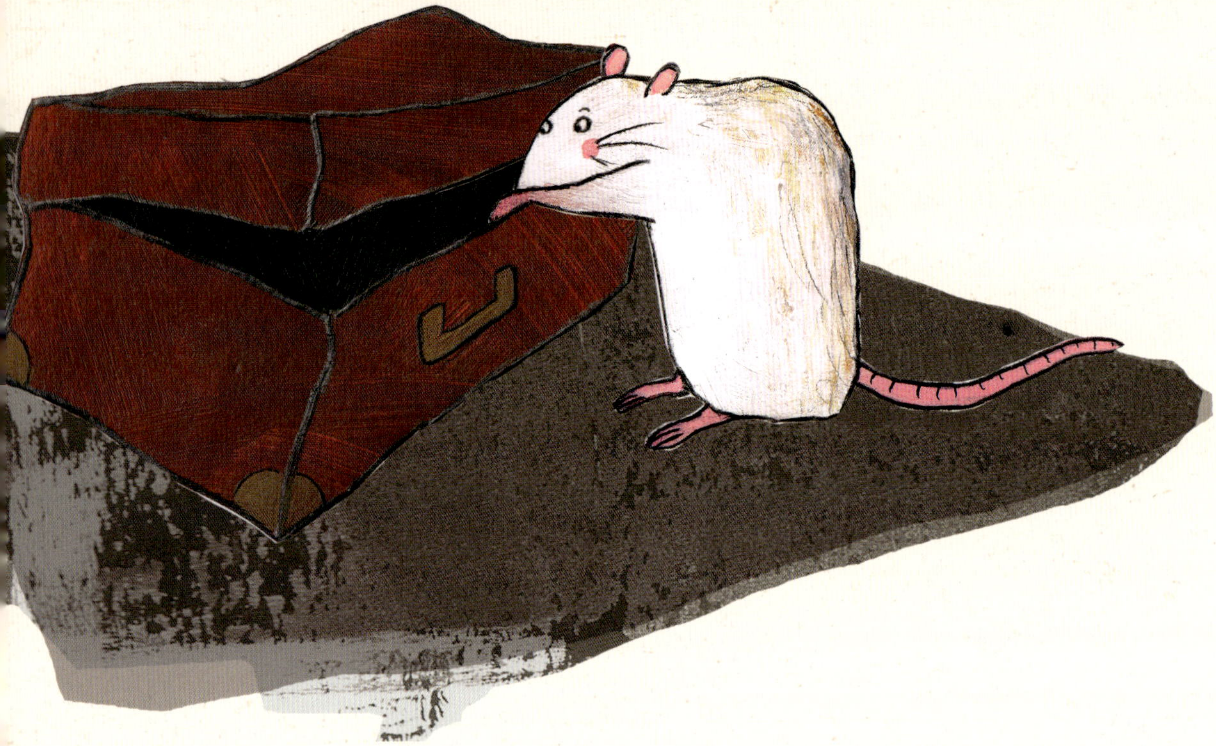

Mama Ratte schichtet die Lumpen für das Nest übereinander. Einmal kurz Probe liegen, es ist ganz weich.

Es wird hell, die müde Rattenzeit beginnt. Nach und nach trudeln alle Ratten wieder ein, nur Opa Ratte fehlt.

„Und wenn er sich verlaufen hat?“ Oma Ratte ist besorgt.

„Dann würde er mit der Trillerpfeife pfeifen.“

Doch so sehr alle auch lauschen, es ist kein Trillern zu hören.

„Wir müssen Opa suchen gehen“, sagt Rattenkind, obwohl ihm fast die Augen zufallen.

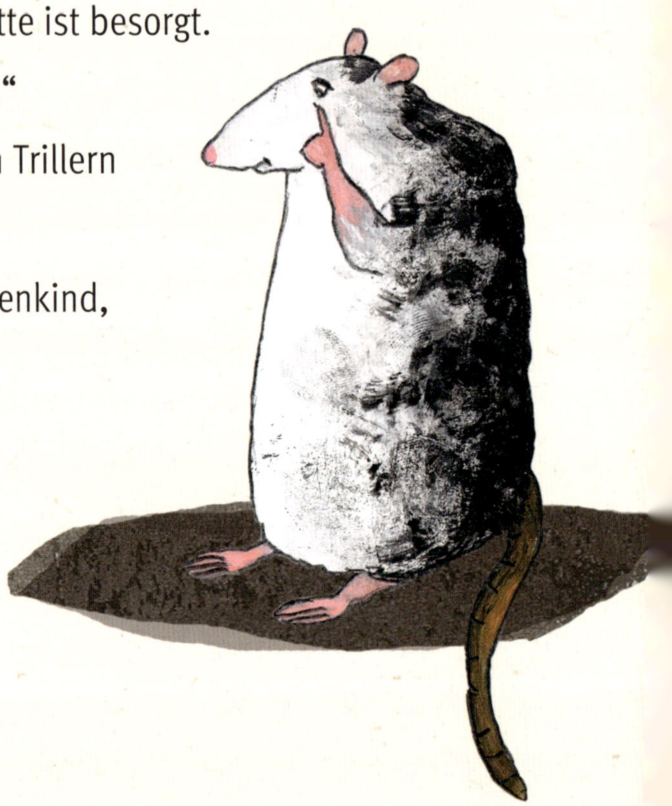

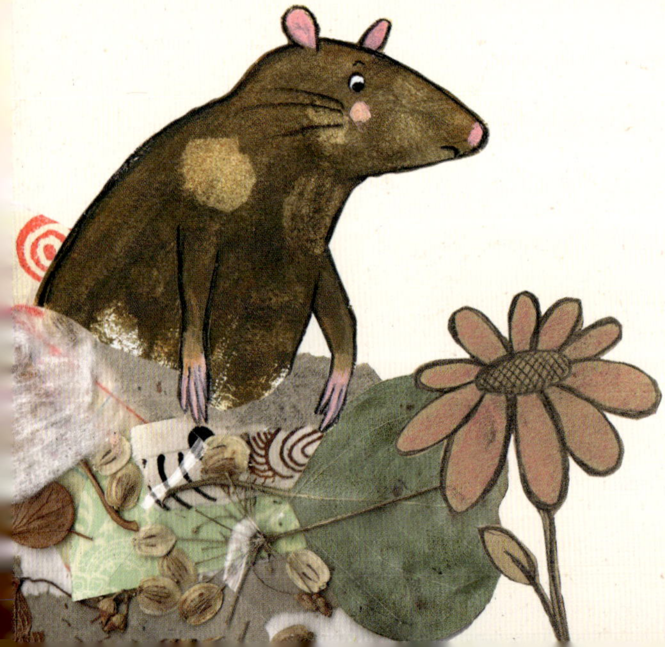

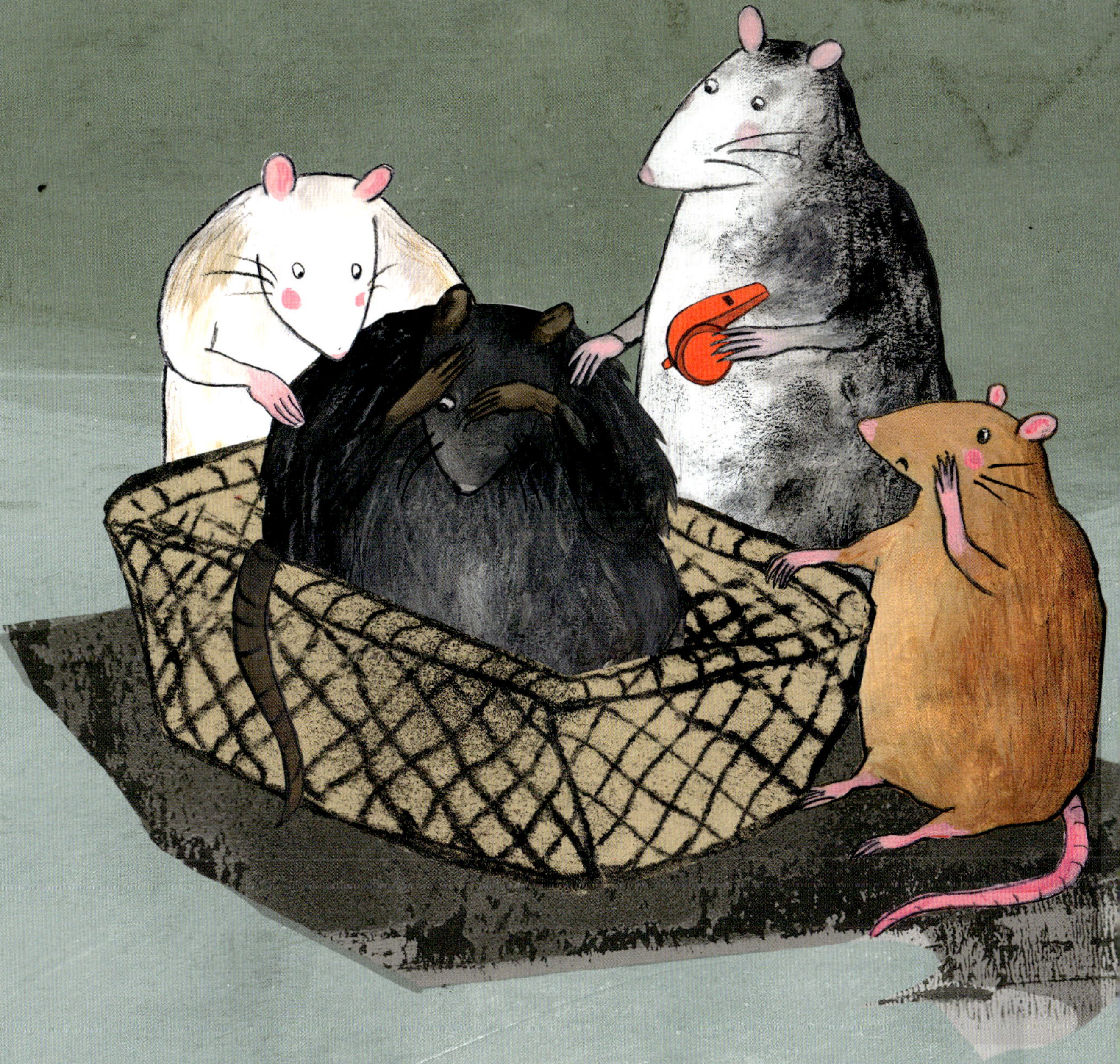

Alle strömen in verschiedene Richtungen aus, lediglich Mama Ratte bleibt da, wo Opa sonst immer liegt. Sie setzt sich in das neue Nest, das sich gar nicht mehr kuschelig anfühlt.

Plötzlich ertönt ein schrilles Trillern. Die Ratten rennen in die Richtung, aus der der Ton kommt. Da sehen sie Opa, wie er völlig erschöpft in einem Korb liegt. Papa Ratte hat die Trillerpfeife in der Hand und Opa schlägt sich beide Pfoten vors Gesicht. „Ich schäme mich so“, murmelt er.

„Warum hast du denn nicht gepfiffen?“, fragt Oma Ratte und umarmt ihn.

„Vergessen“, sagt Opa Ratte leise. „Einfach vergessen. Ich wusste nicht mehr, wofür dieses Ding da sein soll.“

Er schaut ins Weite, als könne er durch die Kellerwände hindurchstarren.

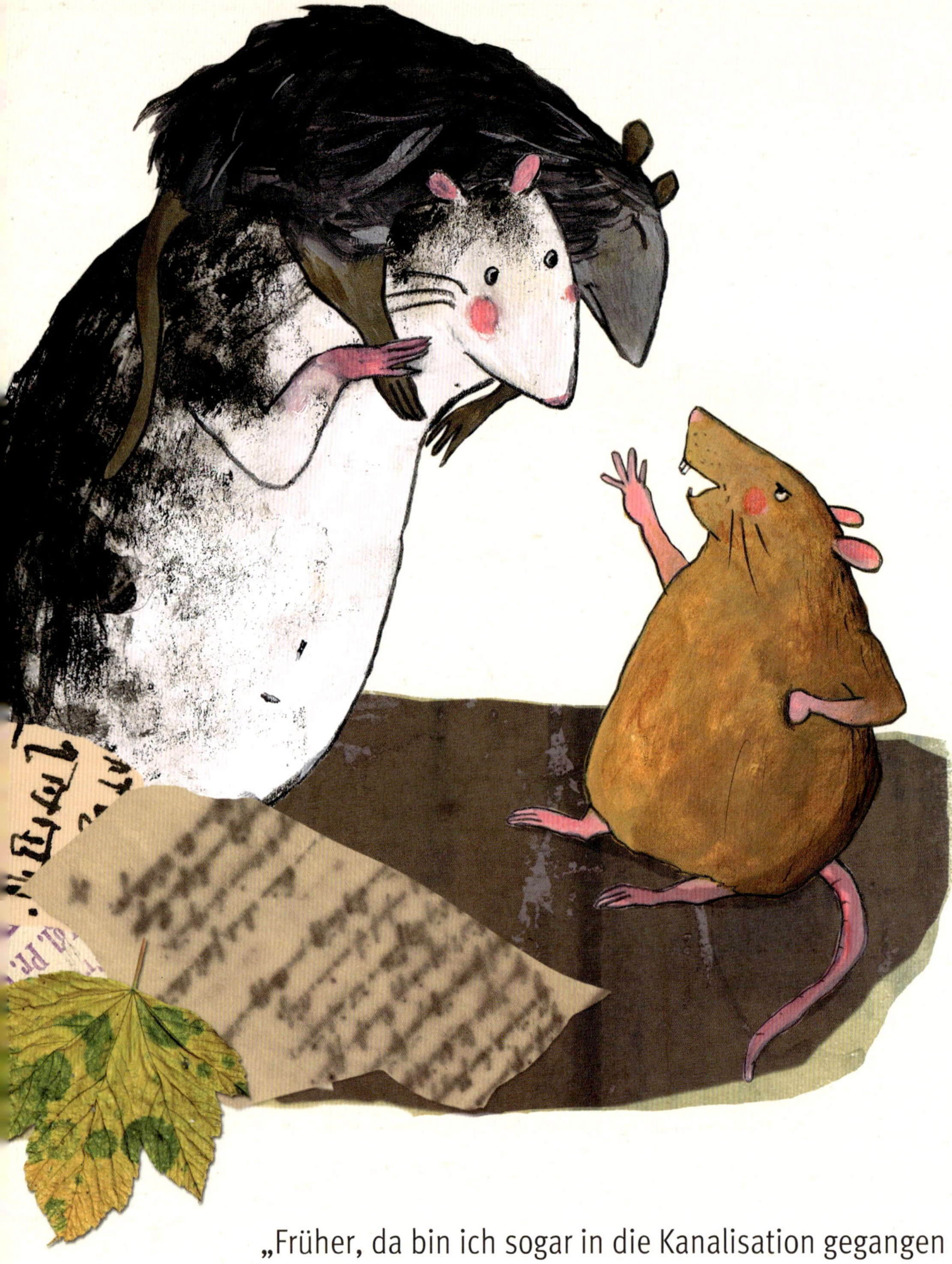

„Früher, da bin ich sogar in die Kanalisation gegangen und habe immer zurückgefunden. Und jetzt, jetzt finde ich mich noch nicht einmal mehr in diesem Keller zurecht."

Papa Ratte streichelt Opa. „Pssst", macht er. „Psssst."

„Komm auf meinen Rücken." So schleppt Papa Ratte den Opa zurück zu Mama Ratte, die schon sorgenvoll im Nest wartet.

„Ich bin alt, vergesslich, dick, schlapp, langsam ...", sagt Opa Ratte.

„Quatsch", meint Rattenkind.

„Oh doch", sagt Opa.

„Nein." – „Doch." – „Nein."

Und während sich die beiden zanken, stöhnt Mama Ratte. Erst leise, dann immer lauter.

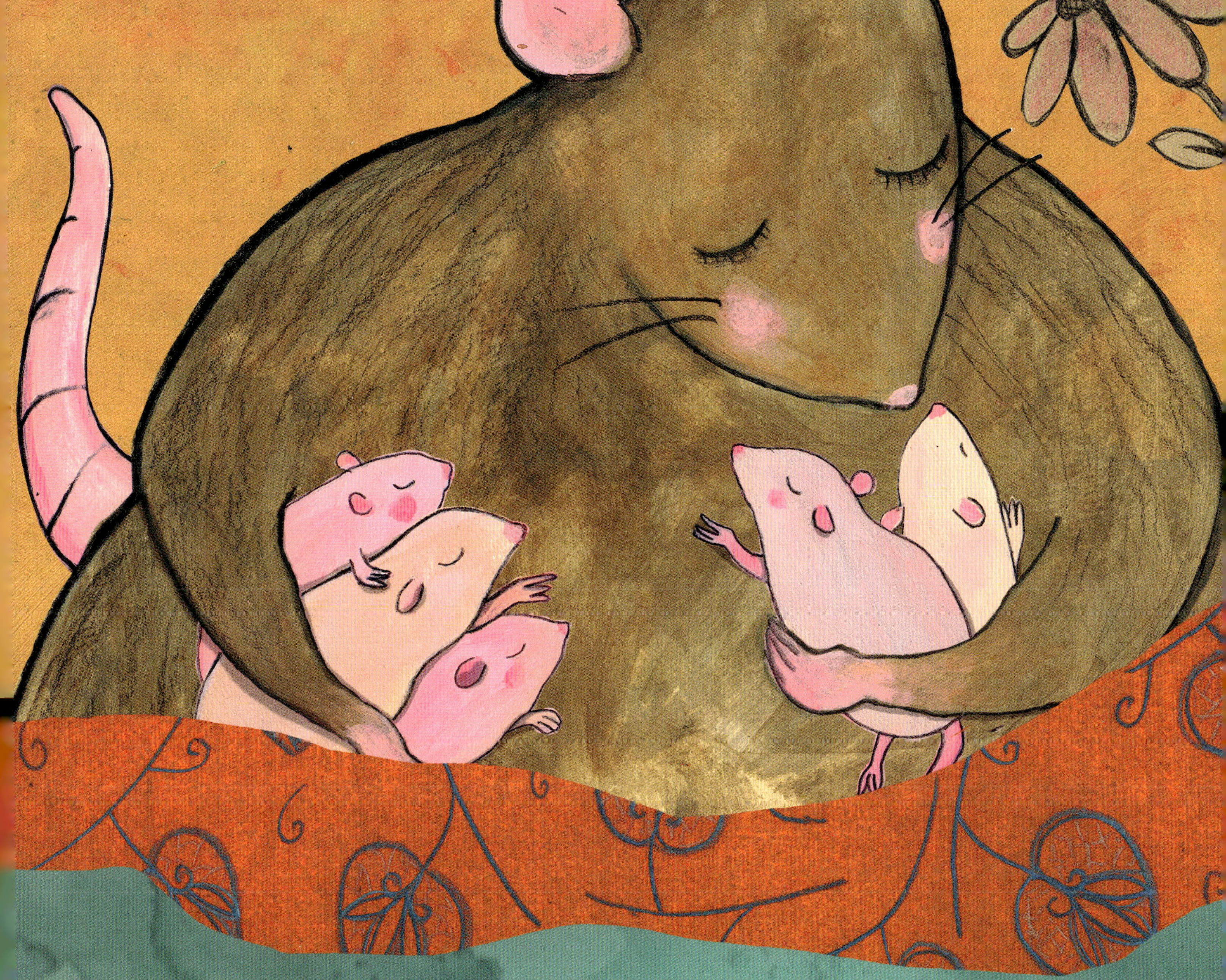

„Ich glaube, es geht los“, sagt sie. „Es geht looooos!“

Alle gucken zu ihr, Papa Ratte versucht sie zu beruhigen. Mama Ratte windet sich ein paar Mal, sie krümmt sich, dann ein spitzer Schrei – und einen Moment später liegen fünf Rattenbabys im Nest. Kleine, nackte Rattenbabys, so wunderschön, wie es nur kleine, nackte Rattenbabys sein können. Auch Opa steht an dem Nest mit offenem Mund. Die Babys fiepen ganz leise, als die Mama sie putzt und ableckt.

Opa Ratte legt sich neben das Nest.

Dort bleibt er in den nächsten Tagen. Als er eines Abends aufwacht, liegen die Babys auf seinem Bauch. Sie kuscheln sich an seinen weichen Bauch und schnattern.

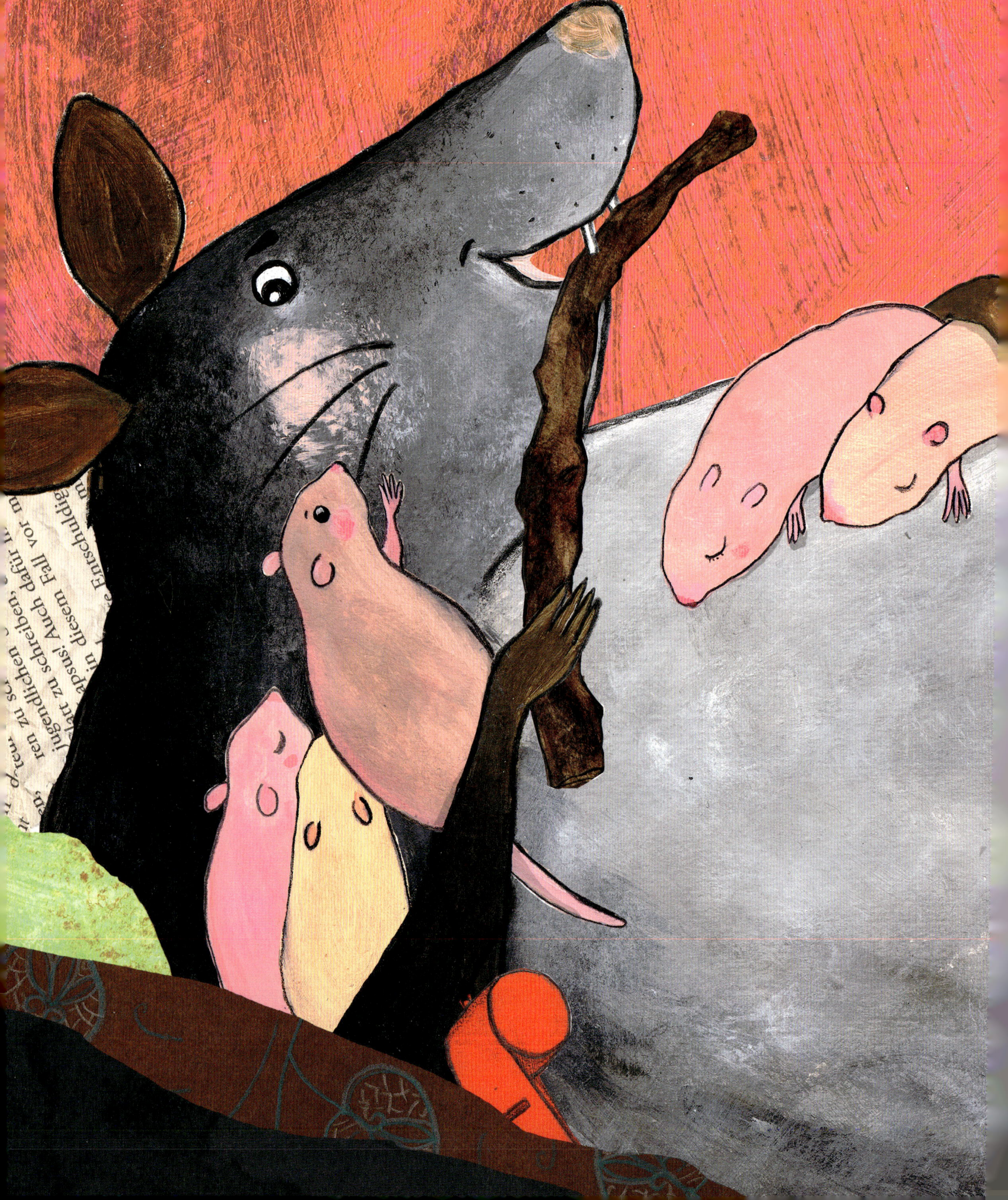

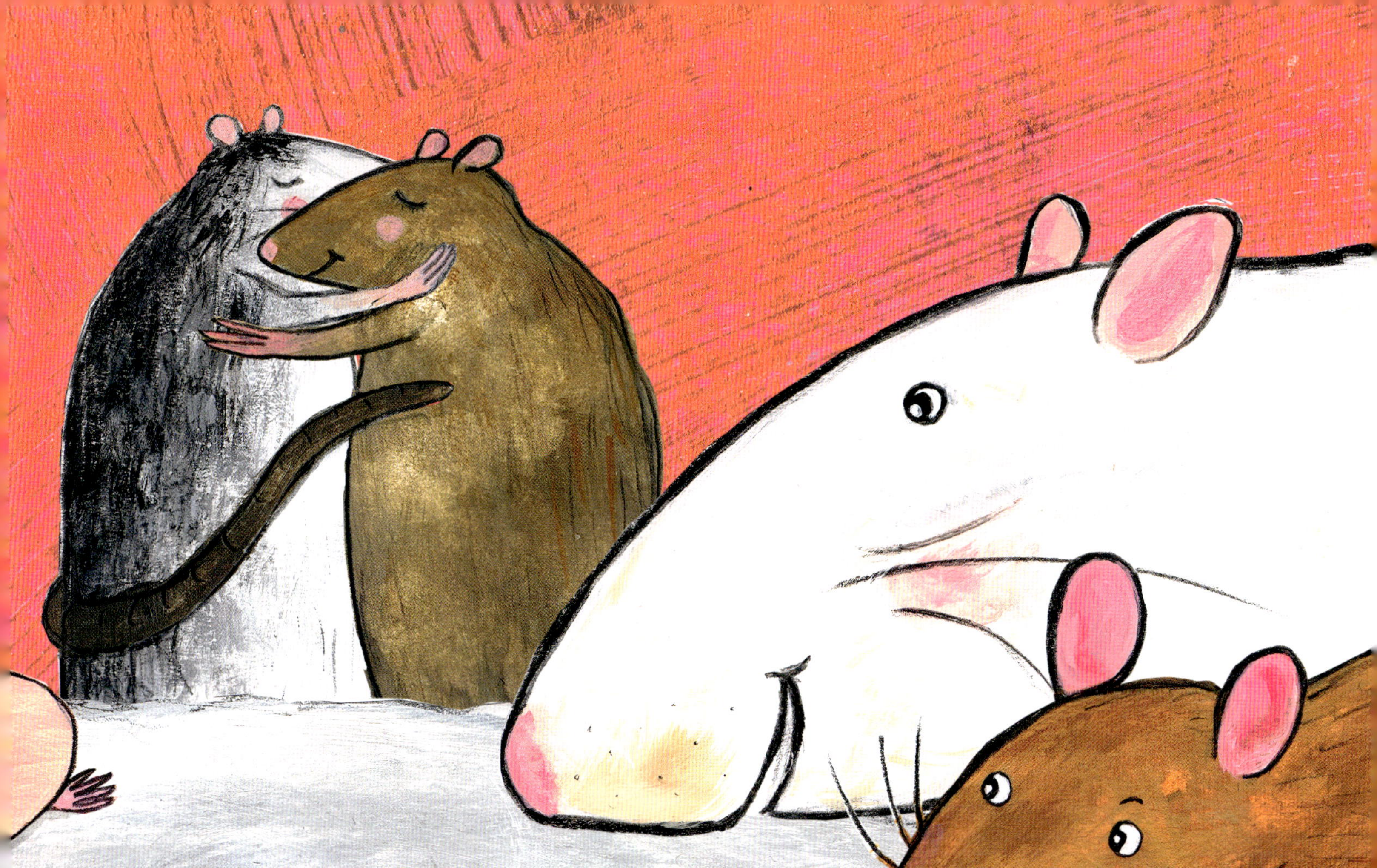

„Die mögen es so schön wabbelig“, sagt Rattenkind.

„Meinst du wirklich?“ Opa Ratte schaut ungläubig. Gerade in diesem Moment öffnet ein Rattenbaby zum ersten Mal seine Augen, schaut Opa Ratte an und schmiegt sich wieder an ihn.

Opas Augen werden feucht.

„Wir hatten doch mal so einen guten Eichenast hier“, sagt er. Rattenkind bringt ihm den Stock. Da macht sich Opa daran, seine Zähne zu wetzen.

„Damit ich den Kleinen gefahrlos ein Küsschen geben kann“, sagt er und nagt weiter. Er knuspert mit den Zähnen. Das machen Ratten, wenn es ihnen richtig gut geht. Opa knuspert und knuspert.

„Und gleich erzähle ich euch allen eine Geschichte – von früher, als ich noch eine tapfere Kanalratte war“, sagt er.

Oma, Mama, Papa und Rattenkind schauen sich an und lächeln.

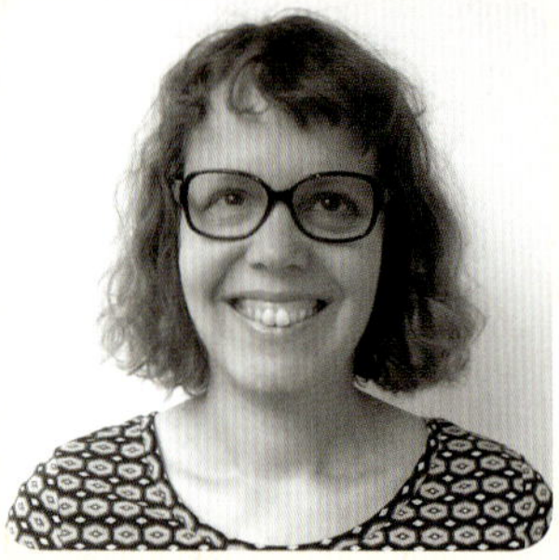

Autorin: Andrea Behnke

Andrea Behnke ist ein Ruhrgebietskind. Während eines Ausflugs nach Münster studierte sie Politikwissenschaft, Anglistik und Publizistik. Nach einer Zeit als Angestellte, u.a. als Redakteurin, ist sie seit Ende 1999 selbstständig als Autorin. Sie schreibt Geschichten – wahre und erfundene. In der Freizeit erzählt sie Geschichten mit der Flöte und mit dem Fotoapparat.

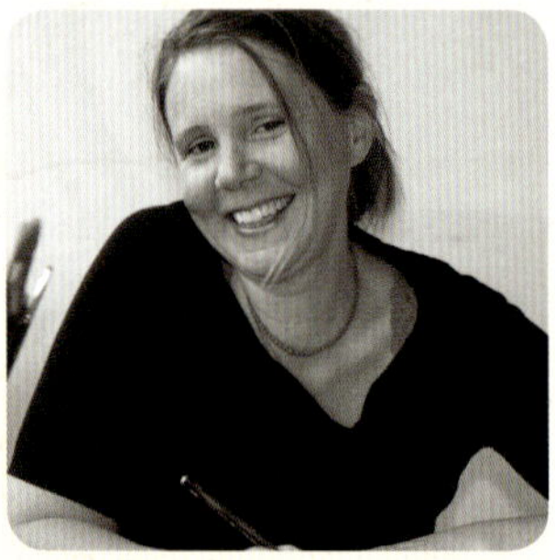

Illustratorin: Dorothea Kraft

Dorothea Kraft studierte in Hamburg Kunstgeschichte und schloss dort auch ihre Ausbildung zur Illustratorin ab. Seit der Arbeit an der Rattenopa-Geschichte liebt sie auch Ratten. Allerdings ist sie doch froh, dass lediglich die Ratten auf Papier ihre Wohnung bevölkern. Sie unterrichtet Keramik, töpfert und illustriert in Hamburg.

Südpol

1. Auflage August 2019

ISBN 978-3-96594-009-3

Umschlaggestaltung und Illustrationen: Dorothea Kraft

www.suedpol-verlag.de

Das Buch wurde auf FSC-zertifiziertem Papier gedruckt und leistet damit einen aktiven Beitrag zur nachhaltigen Bewirtschaftung der Wälder rund um den Globus.

MIX
Papier aus verantwortungsvollen Quellen
FSC www.fsc.org
FSC® C014138

Bibliographische Information der Deutschen Nationalbibliothek
Die Deutsche Nationalbibliothek verzeichnet diese Publikation in der Deutschen Nationalbibliographie; detaillierte bibliographische Daten sind im Internet über http://dnb.ddb.de abrufbar.

Tierische WG sucht neuen Mitbewohner

Auch wenn man noch so verschieden ist, kann man wunderbar zusammenleben

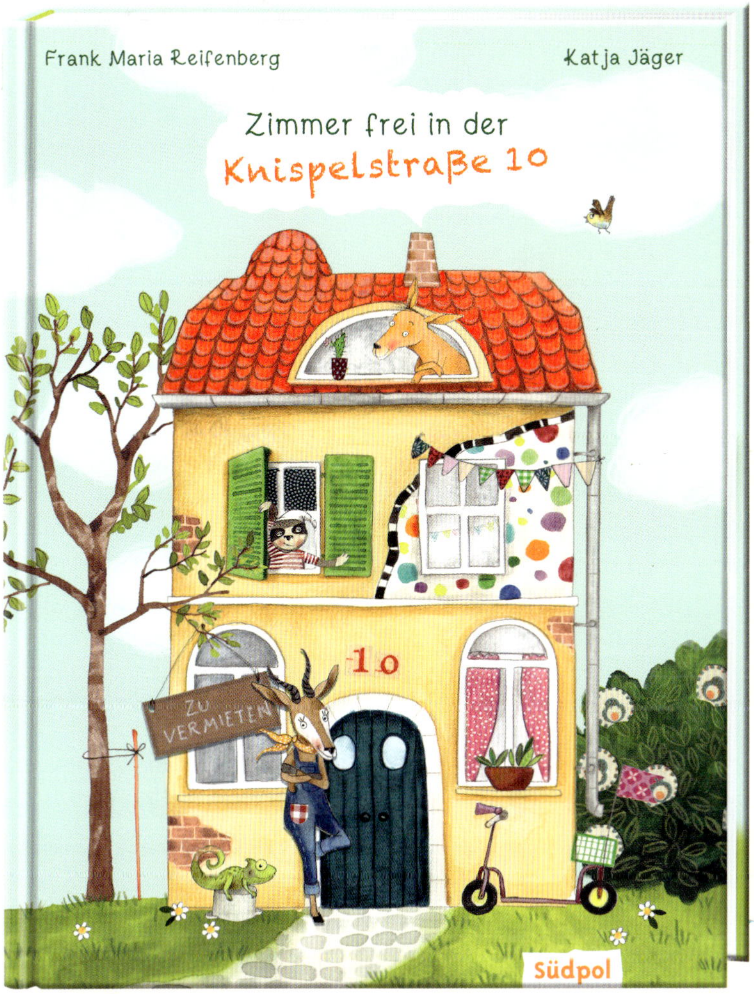

Zimmer frei in der Knispelstraße 10

Im Haus von Känguru Horst, Gazelle Isidora, Faultier Knut und Chamäleon Mumps ist ein Zimmer frei. Aber welcher Mitbewohner passt zu ihnen in die Knispelstraße 10? Ameise Amalie oder Kuh Elvira? Elefant Emil ist jedenfalls viel zu groß. Was nun? Jeder braucht doch ein Zuhause. Ob es für alle eine Lösung gibt?

Zimmer frei in der Knispelstraße 10
Frank Maria Reifenberg, Illustrationen von Katja Jäger
32 Seiten, farbig, geb., 13,00 €
ISBN 978-3-96594-008-6

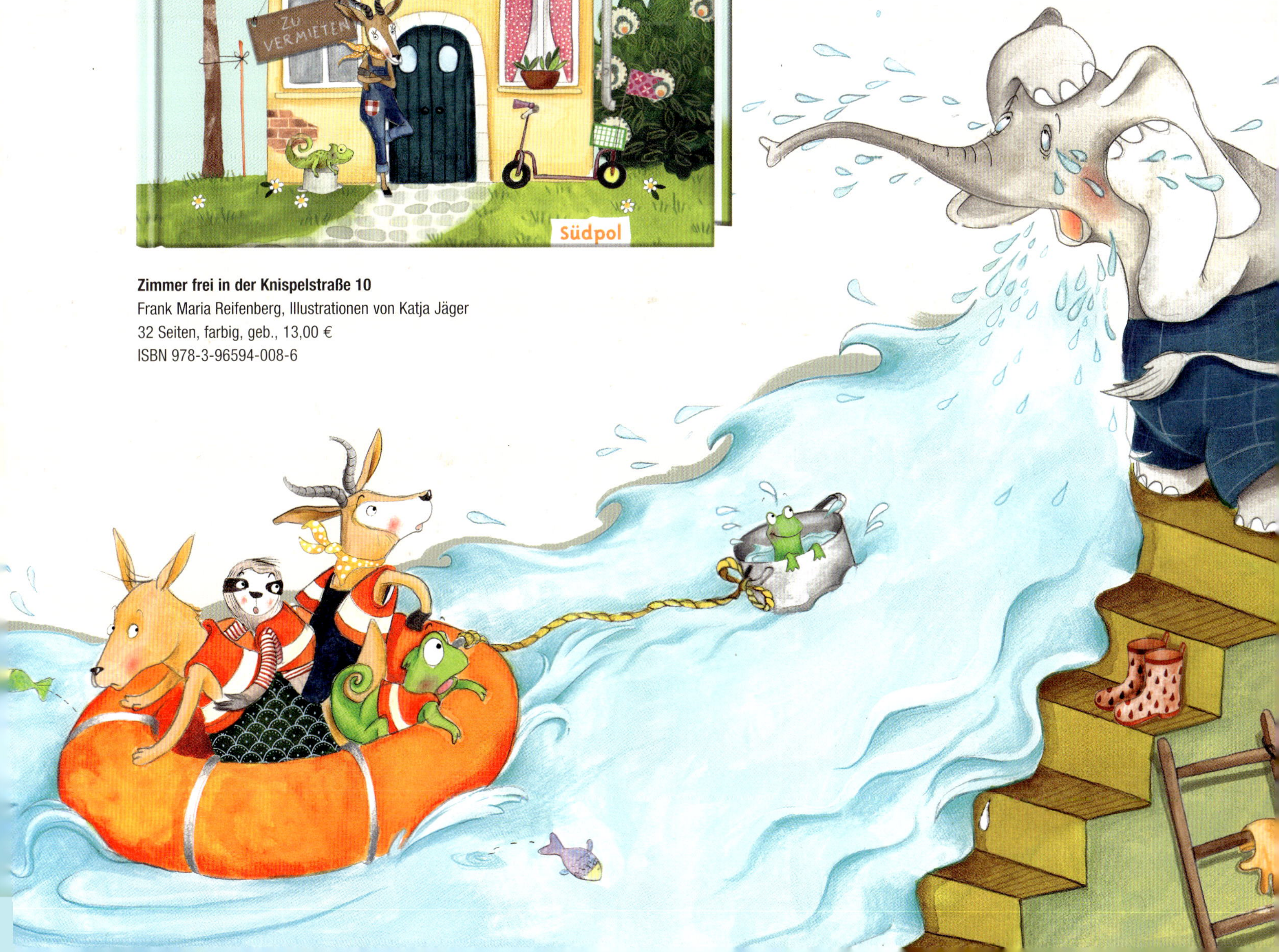

Hurra, es regnet!

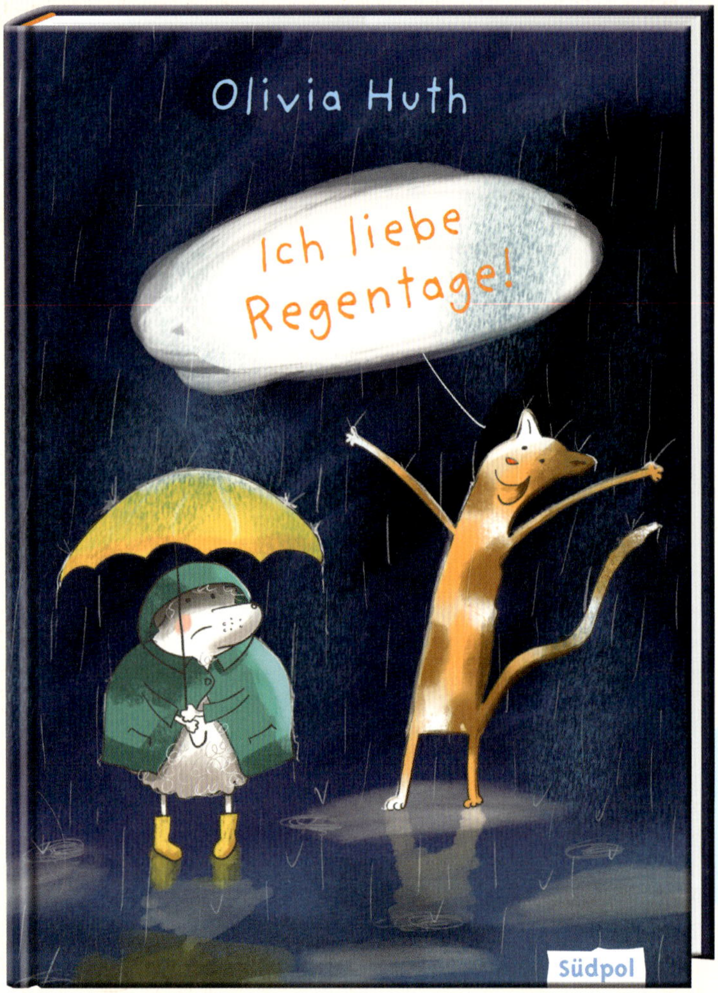

Olivia Huth
Ich liebe Regentage!
Südpol

Ich liebe Regentage!

Hugo hasst Regen, Kalina dagegen kann sich nichts Schöneres vorstellen, als im Regen durch die Pfützen zu springen, dass es nur so spritzt. Wie schön es ist, einen Freund zu haben, der einen mitreißt.

Ich liebe Regentage!
Olivia Huth
32 Seiten, geb., farbig, 13,00 €
ISBN 978-3-943086-78-2

»Das perfekte Bilderbuch für griesgraue Herbst- und Regentage! Natürlich mit Risiken und Nebenwirkungen: Schirm und Regenkleidung sollten parat stehen – ebenso wie ein Keksvorrat im Schrank«

Stiftung Lesen

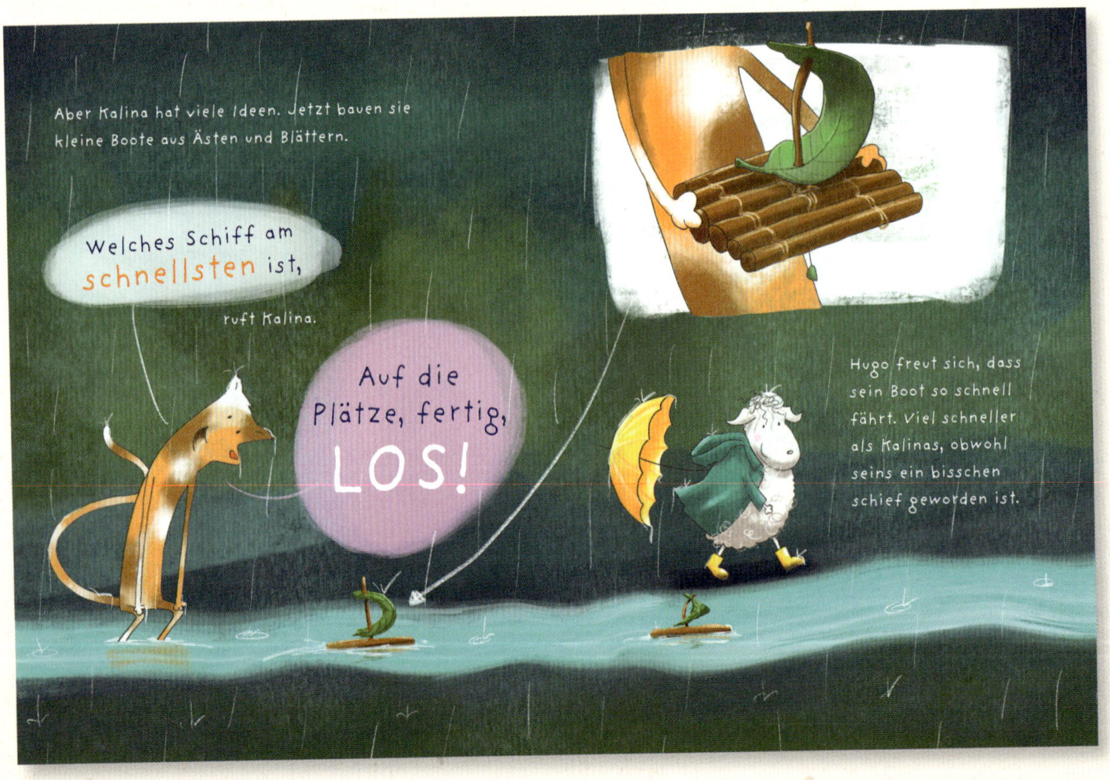

Aber Kalina hat viele Ideen. Jetzt bauen sie kleine Boote aus Ästen und Blättern.
Welches Schiff am schnellsten ist,
ruft Kalina.
Auf die Plätze, fertig, LOS!
Hugo freut sich, dass sein Boot so schnell fährt. Viel schneller als Kalinas, obwohl seins ein bisschen schief geworden ist.

Komm mit in die Zipfelmaus-Welt:

tierisch-turbulente Abenteuer aus Frau Bienenstichs Garten

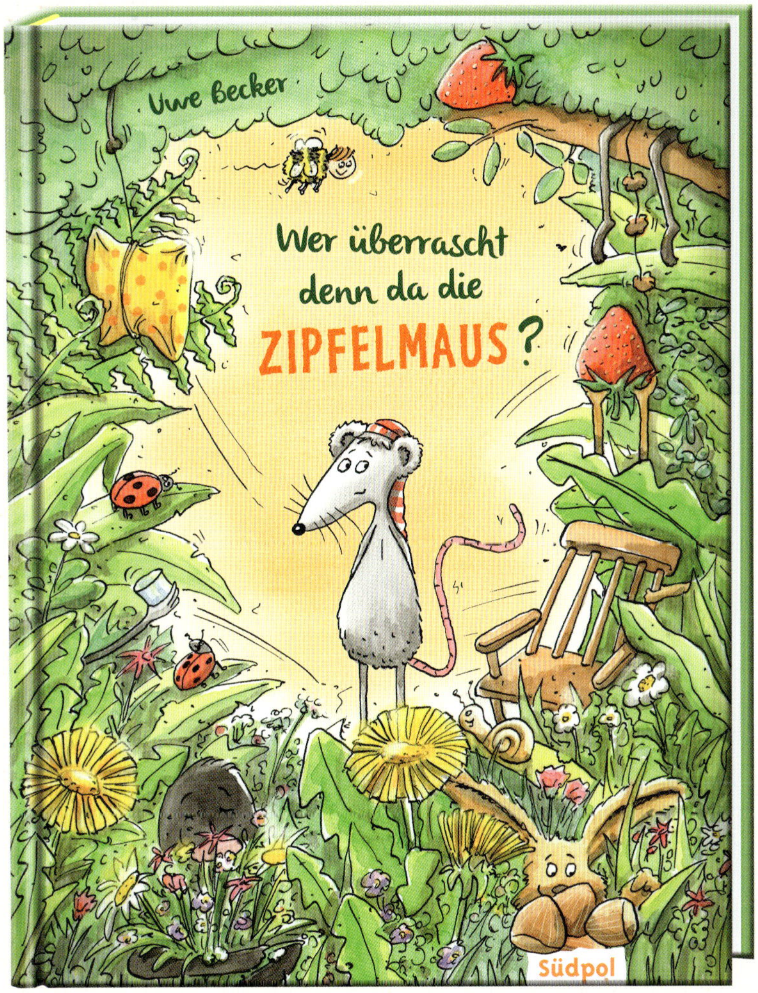

Wer überrascht denn da die Zipfelmaus?

Zipfelmaus will heute den ganzen Tag gemütlich im Schaukelstuhl auf der Terrasse faulenzen, aber dann ist plötzlich ihr Kissen verschwunden. Kaum holt sie sich ein neues, ist die Frühstücksrosine weg. Wenig später sogar der ganze Schaukelstuhl! Was ist da nur los in Frau Bienenstichs Garten?

Wer überrascht denn da die Zipfelmaus?
Uwe Becker, Illustrationen von Ina Krabbe
32 Seiten, geb., farbig, 13,00 €,
ISBN 978-3-943086-91-1

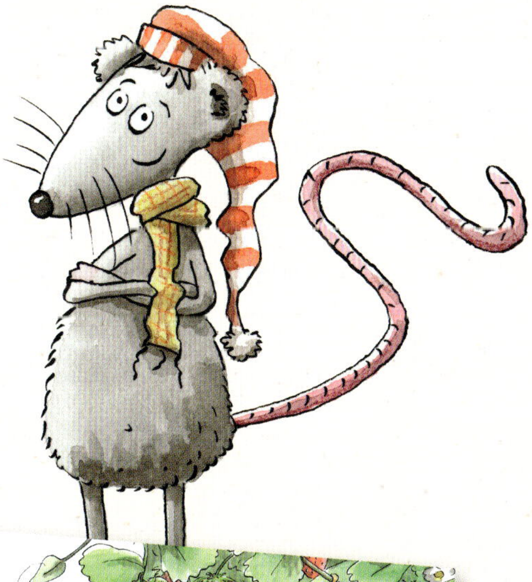

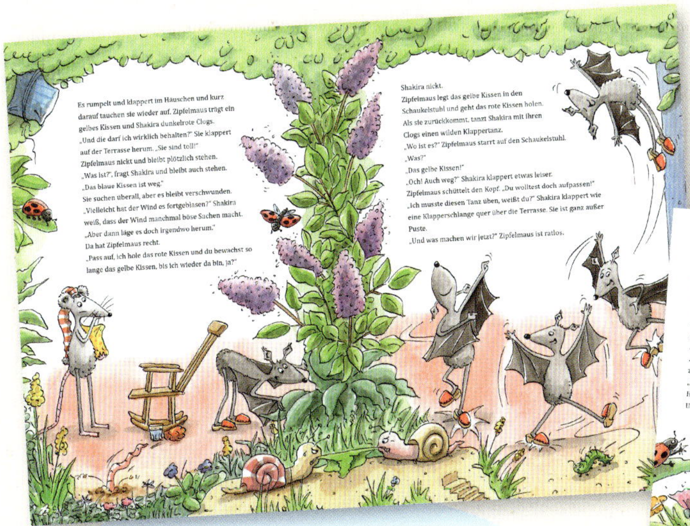

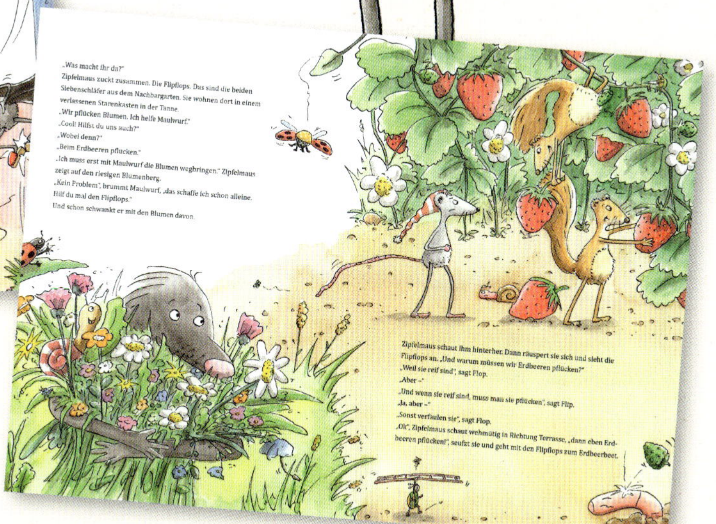

»Ich bin begeistert! Ein Bilderbuch zum Mitfühlen, mit Verständnis für Andere, auch wenn es mal schwer fällt und dann die gelungene Überraschung.«

Petra Jugl, Leiterin Gemeindebücherei Neustetten

Keine Kekse im Haus?
Dann backt euch doch welche:

Süße Rezepte aus Schweden - lecker!

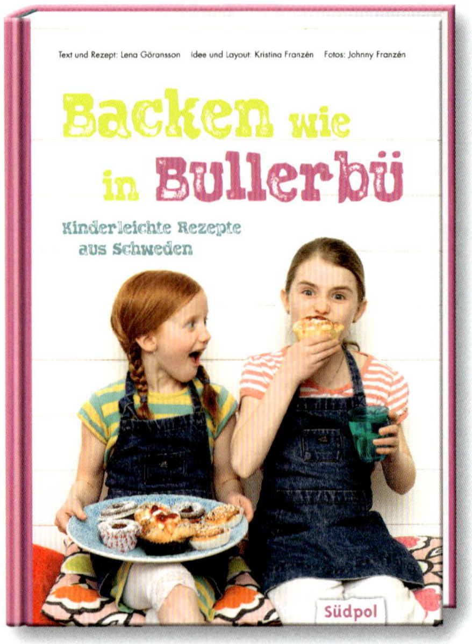

Backen wie in Bullerbü

Das Backbuch für alle, die leckere Muffins, Kekse und Kuchen lieben! Kinderleichte Rezepte mit Zutaten, die man (fast) alle in der Küche vorrätig hat, Schritt für Schritt erklärt und einfach nachzumachen. Damit können Kinder selbstständig in der Küche arbeiten und alle mit ihren Backkünsten überraschen.

48 Seiten, gebunden 200 x 270 mm, durchgängig farbig
12,90 € (D)/13,30 € (A), ISBN 978-3-943086-06-5

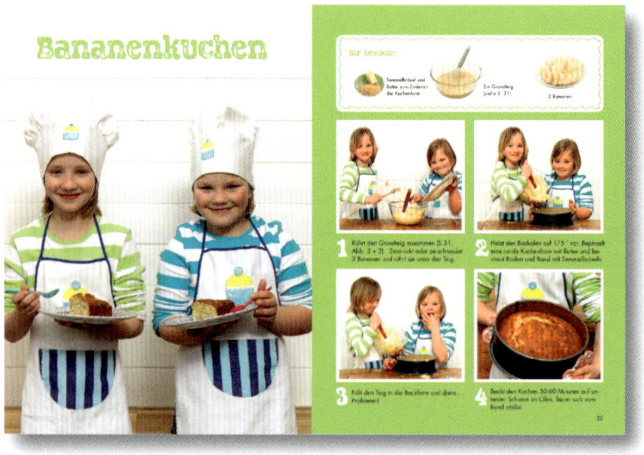

»Diese einfachen Rezepte machen Kinder zum Küchenstar!«
Leben & erziehen

Kinderleichte Lieblingsrezepte aus Schweden

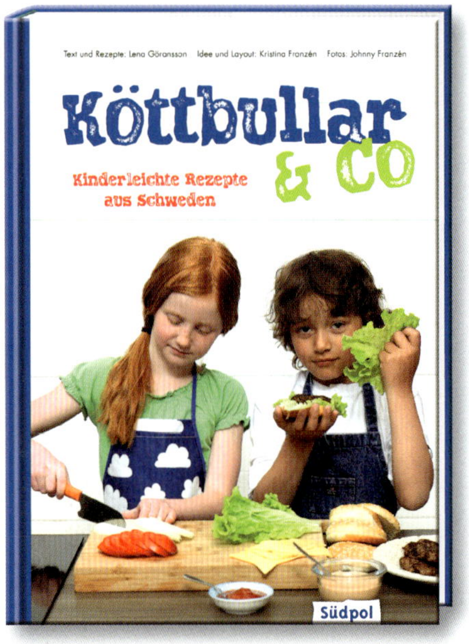

Köttbullar & Co

Ein Kochbuch für alle kleinen Küchenchefs! Schwedische Kinder präsentieren ihre Lieblingsrezepte. Kinder werden ihren Spaß an den einfachen Rezepten haben und können mit diesem Buch prima alleine in der Küche werkeln. Ob Rührei, Arme Ritter, Köttbullar oder Spagetti mit Hackfleischsoße - hier findet jedes Kind sein Lieblingsessen! Viel Spaß beim Kochen und guten Appetit!

48 Seiten, gebunden 200 x 270 mm, durchgängig farbig
12,90 € (D)/13,30 € (A), ISBN 978-3-943086-09-6

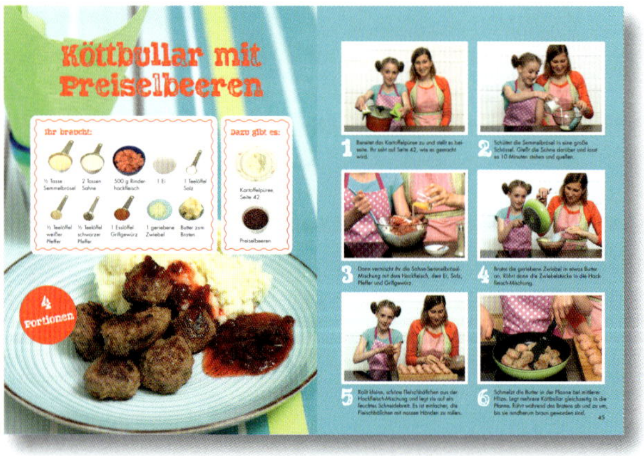

»Schon beim ersten Blättern bekommt man Lust, den Herd anzuschmeißen«
Kilifü

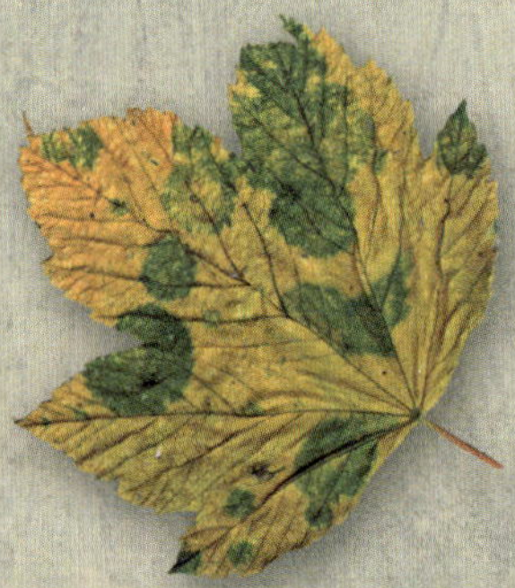